节气瘦身法

中医瘦身及妇科调理专家 彭燕婷 著

跟着大自然的规律，找出获得健康美丽的好方法

国人肥胖率在亚洲地区一直高居首位。不分男女老少，都无法避免这"万病之首"所带来的困扰。肥胖不但对个人的身心造成伤害，而且对医疗资源也造成极大的浪费。

探讨国人肥胖的原因固然重要，但更重要的是如何真正有效地解决这个刻不容缓的问题。

《节气瘦身法》这本书，颠覆了以往大家对于古老中医文化艰涩的印象，从自然规律和季节中，找出瘦身及获得健康的方法，深入浅出。更贴心地让读者了解自己的体质，让自己配合四季的变化，轻松地找出适合自己的饮食及瘦身方法。

在此，真诚地将此书推荐给所有爱美的女性读者，也推荐给深受肥胖困扰的朋友们，希望大家都能在最短的时间内，重新找回自己的健康！

欧阳龙

对时对症的养瘦法，
让瘦身就像呼吸一样简单

记得有次去宜兰参加义诊活动，那天大约是十二月的冬至时节，天气除了寒冷之外，还一整天都飘着雨。身旁一位长辈告诉我说："冬至下雨，来年春节一定会是好天气。"果然，接下来的那年农历春节，连续一星期都是难得的阳光普照的好天气。

这更印证了自然界万物皆有规律的道理。古人运用智慧将自然规律融入生活中，除了可观测天象，预知一年农作物收成外，智者更懂得利用四季节气变化来调养身体，让自己健康、长寿。科技进步的时代，人类平均寿命延长，生活品质提升，大家对维持健康及美貌也越来越重视。

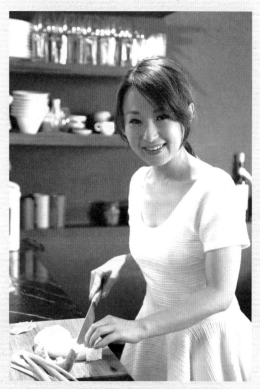

然而，门诊中常有因不当的生活习惯及饮食方式，导致精神疲累、气色变差，或身材走样的男女老少。其中不乏想要

积极改变，却因道听途说或用错方法，让瘦身成效不显，让健康打了折扣，最后心灰意冷而放弃的例子。

变胖不外乎三个原因，一是吃多动少，热量囤积得多、消耗得少，身体理所当然易累积脂肪；二是随着年龄渐增，肾气逐渐衰弱，吃得不多，身体却也消耗不了；三是作息规律紊乱、体内气血衰弱、五脏六腑功能失调，让体内堆积毒素，使代谢机能紊乱而导致肥胖。

如同春生、夏长、秋收、冬藏的季节更替，人体生理功能也与大自然相应，无时无刻不受到大自然的规范。女性每个月特有的生理周期，更是调整体质、增强代谢的大好时机。

瘦身没有固定模式，方法也绝非一成不变。然而除了知道变胖的原因，还得了解自己的体质，配合正确的方法，才能对症下药，瘦得精准。要养瘦其实很简单，只要做好日常养生，再加上顺应自然规律，照着春、夏、秋、冬一年二十四节气的变化来调养，必能保养精、气、神，减重不减美丽！

中医瘦身及妇科调理专家　彭燕婷

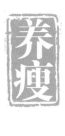

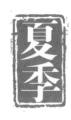

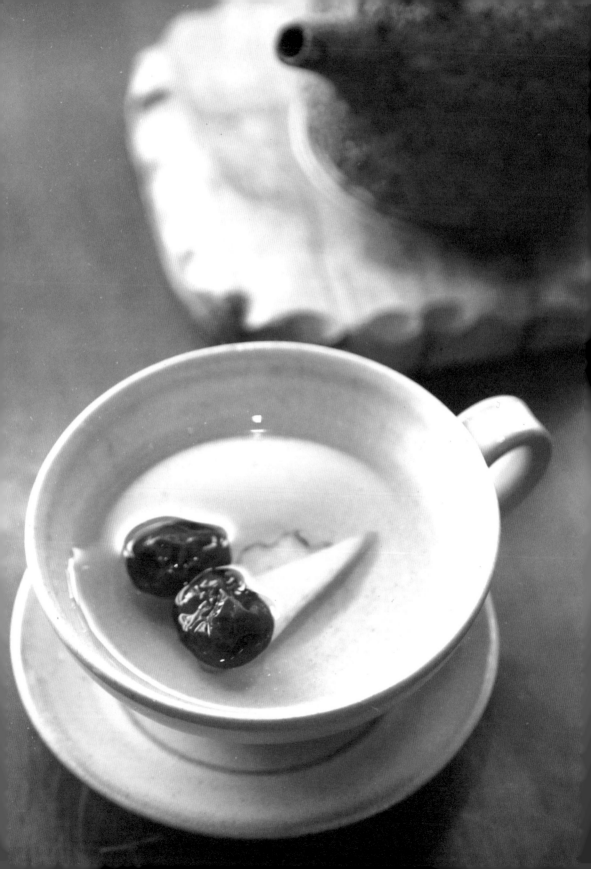

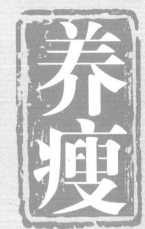

养瘦

体质改变
乃养瘦的根本

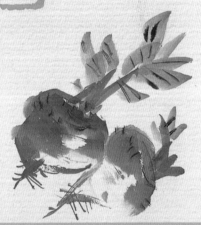

因天之序，顺应四时和四方，
并遵循春生、夏长、秋收、冬藏的原则，
调整日常生活作息及饮食，按照经络运行顺序去运动，
就能养出健康易瘦好体质！

瘦不对时间和方法，只是白费工夫

季节变化，是你忽胖忽瘦的隐性主因

一年中春、夏、秋、冬二十四节气的气候变化对人体有着不同的影响，当然也深深地影响着体内的五脏六腑和气血的功能。

每个季节都有它的气候特质，人体也会随着季节的转变发生不同的生理反应。而当人体没有顺应气候变化而调节饮食或作息，则很容易导致亚健康状态，久而久之就会酿成疾病。换句话说，当身体气血功能平衡，生理状态正常，体内就不容易堆积毒素或多余脂肪。

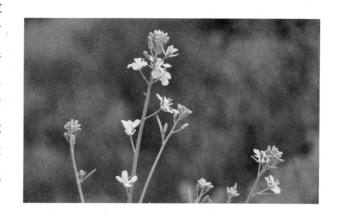

跟着四季来养瘦，对的时机和方法让效果加倍

顺应春风、夏暑、秋燥、冬寒的自然变化，春天疏肝、夏天强心、秋天润肺、冬天补肾，并根据体质特性来为减重做好准备，才会得到最好的成效。而每个季节需要减重的目的和方法都不尽相同，也有一些基本原则。

春季是万物生发的季节，气候变化以风为特点，天气由寒转温，草木生发萌芽，万物复苏。这时体内肝、胆经脉的经气最为旺盛，最适合提升机体代谢力，也是排出前一年体内累积的毒素的最好时机。

夏季气候变化以湿热为特点，此时体内气血容易因酷暑而失调，湿气易累积在脾胃，因此调养重点在于将多余湿气排出体外。另外，夏日应心，凡是养心的方法及饮食，都能帮助提升机体代谢力。

秋季气温渐低而气压渐高，人体出汗减少，精气处于收敛内养的阶段。这个阶段天气逐渐干燥，食欲也较好，必须注重补肺润燥，让人体精力充沛，不烦躁忧郁，保持代谢力。

冬日寒冷，人体的新陈代谢能力会下降，且为了对抗严寒，身体本能地会把吃进肚里的热量转化成脂肪储藏起来。冷为万病之源，想要趁着冬季减重，一定要特别注意让身体暖起来。这个季节为进补的大好时节，要改善体质，就要在这个季节养好肾气。

认识四大肥胖体质，量身定制对症瘦身法

　　什么是体质呢？简单来说，其包括先天源自父母亲的遗传，以及后天发育过程中受饮食和生活习惯的影响，或外界环境（包括气候）的影响，而表现出的身材、个性和身体状况等特征。

　　请大家观察一下自己平常的一些生理特征，以及生活习惯的偏好，通过第14~16页的选项就可大略了解自己的肥胖体质类别。只要能掌握自己体质特征并培养正确的养生习惯，没有瘦不下来的！

体质检测表

以下请针对适合自己的描述进行勾选，有者打 ✓。

体质测验 ①

□怕冷、时常四肢冰冷

□喜欢吃甜食，喝凉的容易拉肚子

□偶尔觉得头晕头重，身体沉重不轻松

□不容易流汗，夏天也要穿得比别人多

□脸色苍白，看起来气血不足

□容易水肿、四肢浮肿

□喜欢安逸

□不爱喝水，爱喝热饮

□容易皮肤过敏，起湿疹

体质测验 ②

□脸或头发有油脂分泌旺盛的现象

□脸上或背上容易长青春痘

□食量非常大

□便秘或大便臭、黏腻

□个性急躁，说话大声

□非常怕热，容易流汗

□汗味重，分泌物有味道

□口味重，爱喝冷饮

□身体肌肉较硬

体质测验 ③

□时常觉得疲劳倦怠

□常有说话有气无力的感觉

□常觉得头晕或站不稳

□容易中暑

□好像很容易感冒

□容易心悸

□食量小，容易胀气

□脸色苍白

□不爱运动，肌肉松软

体质测验 ④

□情绪不稳，或暴躁或忧郁

□身体常出现酸痛不适感或头痛

□经常健忘

□脸色暗沉，皮肤有血丝或斑点

□有黑眼圈

□常无缘无故唉声叹气

□时常觉得压力大

□经常熬到半夜才睡

□易便秘、胀气

认识自己的体质大概属于哪一类型，可以帮助我们尽早改善生活习惯以调整体质，对症养瘦。

勾选体质测验①最多的人为寒性体质；勾选体质测验②最多的人为热性体质；勾选体质测验③最多的人为虚性体质；勾选体质测验④最多的人为瘀性体质。

除了四季影响，月经周期也是瘦身关键

大家应该都听过养好卵巢、子宫，女人就会变瘦、变美、变温柔的说法。女性从青春期到更年期这几十年间，都会受到体内激素的影响，出现身材及情绪的变化。从第一次月经开始，女性每个月都会有正常的生理周期，这种生理周期就像海水潮汐般有着固定的规律。掌握月经周期的变化，再加上专属的体质调理，能让瘦身效果加倍。依据四季节气的变化，选择最适合自己的当令食材或调养方式，就能一边改善体质一边变瘦，让减重完全融入日常生活中，一年365天随时都能瘦。

4型肥胖的肥胖特征、常见表现及妇科特点

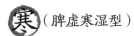 （脾虚寒湿型）

 肌肉松软浮肿，尤其下半身易胖。腰臀比例差异大，臀部及大腿胖，四肢容易浮肿。

 精神懒散，时感头昏沉，喜欢吃甜食，喉咙容易生痰。吃生冷食物容易胀气、消化不良。大便有排不干净感，大便稀软或容易腹泻。全身皮肤容易过敏瘙痒、起湿疹。四肢气血循环不良，易手脚冰冷。

 经前水肿明显，尤其小腹及小腿容易胀痛，可伴经前腹泻。平时白带分泌物多，经期小腹闷痛。

 寒性体质之人变胖的原因主要是体内阳气不足，特别是脾胃阳虚。中医认为脾胃的功能是将食物营养转化成气血，并将气血分布至全身及五脏六腑。

春天，可借助阳气生发的气候特点，让体内阳气活跃起来。夏季气候较热，需注意避免喝冰凉饮料，才能让水分代谢顺利。秋天要避免因天气干燥及早晚气候变冷导致新陈代谢减弱。入冬后要注意温补肾气，借机改善体质。

 （胃热火旺型）

 胃凸明显，直筒腰身无腰线，"三层肉"或"金枪鱼肚"就是指这类型人。上半身厚实，虎背熊腰。全身肌肉较紧实。

 食欲非常好，好像永远吃不饱，尤其喜欢吃烧烤、油炸食品配冰凉饮料。非常怕热，容易流汗，伴有体味。便秘或大便硬。牙龈容易肿胀，

易长口疮。时常打嗝，胃胀气。脸上或身上容易长痘痘，皮脂腺分泌旺盛。

妇科特点 ▶ 每个月月经会提前到来，月经量多，经色深红或紫红，质黏稠。经期伴痛经。平时白带颜色偏黄。

节气保养重点 ▶ 这类人由于暴饮暴食或应酬过多，胃中食物堆积而化热。中医认为"胃热则消谷"，所以这类人食欲特别好且老是吃不饱。但是时间一久，脾胃运化输布营养的负担加重，一些不能被输送的精微物质瘀滞于体内，化为痰浊膏脂，人就会变胖。

春主肝胆，疏通肝胆经络有助于排除体内的火气。到了夏季，要适当吃些清热的食材来消除胃热。秋天要注重保护体内阴液，避免毒素堆积。冬季为补肾的季节，可通过清淡饮食及补养肾气来改善体质。

虚（气血两虚型）

肥胖特征 疲劳胖 ▶ 全身松弛，肚皮不紧实，"蝴蝶袖"明显。

常见表现 ▶ 容易心悸，脸色苍白。有气无力，一动就喘，贫血，头晕。四肢冰冷，手脚发麻。一吃东西就胀气，食欲不佳。健忘，精神不易集中。

妇科特点 ▶ 月经周期不规律，量少，颜色淡。月经天数缩短，甚至闭经。经期拖延，月经缠绵不尽。经期头晕或头痛症状加重。

节气保养重点 ▶ 身体疲劳、新陈代谢缓慢是虚性体质的特点。例如，随着年纪增加，器官老化、气血不足的状况会每况愈下。补养气血及推动气血，是这类人一年四季的减重功课。

春季阳气较为旺盛，多选用补充阳气的食材可以推动气血。夏日天气炎热，反而会耗损气血，适度休息可以避免气血耗散。秋日，燥邪易使气血不足者出现懒散、忧郁、免疫力降低等症状，多吃补血润燥食物可对抗秋日肥。冬季要补养肾气，避免油腻。

瘀（肝郁气滞型）

肥胖特征 失调胖

颈肩僵硬厚实，上半身看起来壮。肚子大，腰线粗。下肢肥胖，容易静脉曲张。

常见表现

经常情绪不稳，或暴躁或焦虑。一旦感到压力就会暴饮暴食。常常头痛或偏头痛，血压有偏高倾向。失眠，不易入睡。常常会感到颈肩僵硬，眼睛酸涩，胸闷，呼吸不畅。压力可引起胃胀、消化不良、便秘。

妇科特点

月经周期不规律，时而提前，时而延后。经前焦虑紧张等经前综合征症状严重。经期伴头痛、胸闷乳胀、痛经。

节气 保养重点

中医讲究疏通气血，而让气血疏通的关键在肝。现代人压力大，常熬夜晚睡，自然会损伤肝的藏血功能，使气血瘀阻。新陈代谢不良自然就会变胖，这种状况又以女性居多。

春季主疏泄，疏通肝胆经络可以排毒祛瘀，协调内分泌。夏日炎热，容易耗伤心血，需注意补养心血。秋季干燥的气候会伤津液，要保持肠道滋润和通畅。入冬后，加强运动有助于疏通气血，瘦身才会顺利。

月经周期排毒，变瘦、变美、不再胖

接下来的问题是女性月经周期的激素变化。

低温期 从月经的第一天开始算起，持续约15天。此时滤泡内的卵子逐渐成熟，月经时则随着经血崩落的子宫内膜渐渐再生。这个阶段由于经血的排出造成气血耗损，且子宫处于修复阶段，需要补气血，减重速度不宜过快。中医认为低温期的生理变化表现为体内阴气渐盛。

调理重点：应以休息静养及和缓的运动为主，适度提升新陈代谢力即可，避免过于劳累而额外消耗气血。吃的方面以平衡气血、滋阴补肾、提升激素水平的食物为主。从月经第一天开始，随着经血外泄，体内毒素得以排除干净，有利于养瘦。

高温期 从排卵后的第二天开始，因为黄体激素的增加，基础体温会上升约0.5℃。此时子宫内膜开始进入分泌期，适合于受精卵着床，一般维持14天左右，若未怀孕，便会接着进入低温期——月经来潮。受体内肾气渐旺、体内阳气渐升的影响，人体新陈代谢力开始提升，但食欲也随之增强。

调理重点：此时要特别注意饮食的调养，尽可能少油、少糖、少盐，避免因体内激素变化而加重水肿。原则上宜保持均衡的营养，但不宜摄取过量，以免囤积的热量在低温期转变为脂肪。另外，每日增加适当的运动量，让身体不累并提升阳气，针对重点部位，通过穴位及茶饮来加强效果。

月经周期的变化

经期前后，机体与减重的关系如下：

月经期 （1~7天）	低温期	养好身体 打好减重基础	月经来时，身体毒素随经血排出，祛瘀生新。减重若以一个月为单位，此时就是为减重打基础的最好时机。
滤泡期 （7~14天）		积极瘦身 好时机	月经刚结束，新的滤泡孕育生成，体内肾气及阴血渐增，此时新陈代谢及气血循环最好，减重效果明显。
黄体期 （14~21天）	高温期	对抗食欲 燃烧脂肪	随着黄体增多，体内肾气充足，阳气渐长，新陈代谢旺盛，容易吃得多，应谨守少吃多动原则。
黄体后期 （21~28天）		强化代谢 不水肿	此时因为黄体激素的作用，身体容易水肿，情绪易低落，容易暴饮暴食。增长阳气，强化身体代谢，就能安然度过减重停滞期。

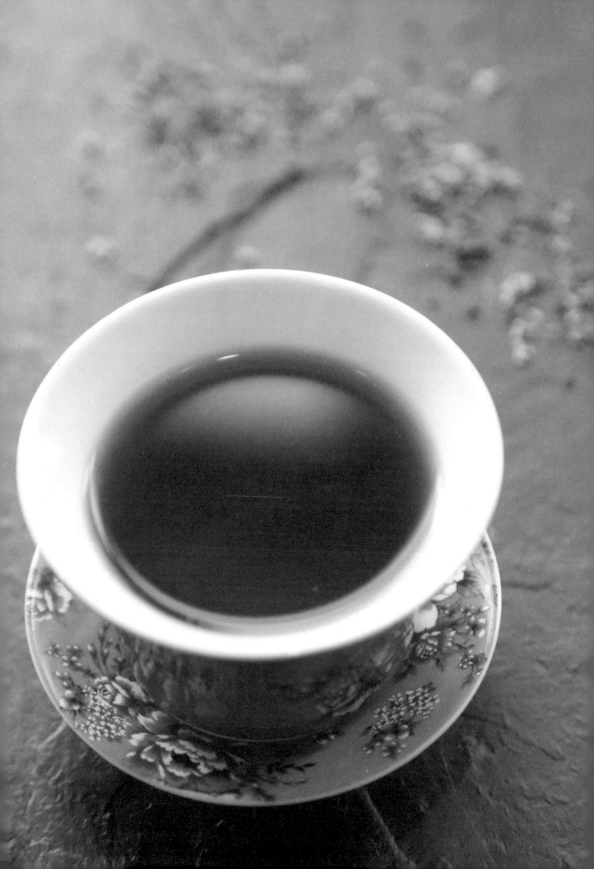

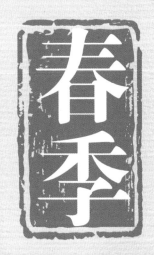

春季

天气由寒转温，草木生发、万物复苏，最适合排出前一年累积的毒素

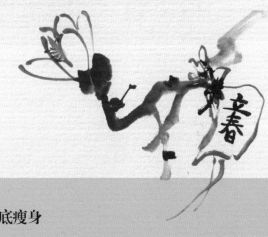

立春 壮胆养胃，打底瘦身

雨水 健运脾胃振阳气，告别脂肪和水肿

惊蛰 春困动起来，清除胆经毒素自然瘦

春分 阳气上升肝火旺，疏肝理气消小腹

清明 阳春食欲佳，清除宿便更窈窕

谷雨 祛湿消肿，养瘦更轻松

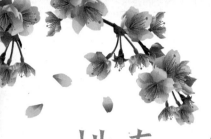

春三月，开通阳气，排毒减重好时机

 STEP 1 疏通肝胆，排出体内毒素

 STEP 2 补益脾胃，加快气血循环

春季是春暖花开、万物生发的时节，身体机能也随之加强。

这个时节应顺应天时养阳（阳气就是新陈代谢的能力），通过体内阳气（新陈代谢能力）的复苏来促进气血循环。特别是寒性、虚性体质者，总是处于身体冰凉、体内气血循环及活动力欠佳等阳气不足、基础代谢低落的状态，此季节更应该开通阳气。脾胃虚弱者易胖，因此应多摄取姜、葱等辛温食材以温通脾胃，加强体内气血循环，有利于减重。

而春季又对应五脏之肝，春天阳气生发，人体肝气旺盛；但肝气过旺就容易上火，造成情绪失调，不利于减重。

养瘦跟着节气走

立春时节天气还寒冷，减重要注意补养气血，以提升阳气，促进循环。雨水、惊蛰期间，寒性、虚性体质者会因为天气较潮湿，体内水分代谢不良而容易过敏、困倦，此时要疏通胆经，调节脾胃功能，预防水肿。春分后，天气开始变暖，饮食不能偏于寒凉或过于温热，让身体维持阴阳平衡，才能顺利度过春季减重停滞期。到了清

养瘦重点

阳气进，毒素出，体内净化，提升代谢，身体自然轻盈有活力！

明、谷雨，热性、瘀性体质肥胖者要注意疏通肝胆经络，避免因肥胖造成血压升高及便秘。

忌 "春捂"不当损伤阳气

春季阳气渐生却阴寒未尽，气候变化很大，为了不因气温变化而耗伤气血，必须注意"春捂"得当。所谓春捂，意思就是在春季气温刚转暖时，不要太快换下御寒的衣物，让身体体温恒定才能帮助身体尽快适应节气变化，避免气血失调，阳气匮乏。尤其女孩们要注意腰腹以下的保暖，这样能加速腰腹及腿部的脂肪分解。

忌 过食酸辣上火伤肝

在五脏和五味的关系中，酸味食物有收敛、收涩的作用，不利于阳气的生发和肝气的疏泄。春主肝，这个季节原本就是肝经气血旺盛的时节，若吃太多乌梅、酸梅、醋、辣椒等酸辣刺激食物，不仅会造成口干舌燥、烦躁、消谷善饥等上火症状，也会使体内气血运行受阻。因此春季应少吃酸味食物以防肝气过旺，宜多吃香辛的食物以疏发肝气而补益脾气，促进油脂的循环代谢。

立春。

二月四日至二月十八日

壮胆养胃，打底瘦身

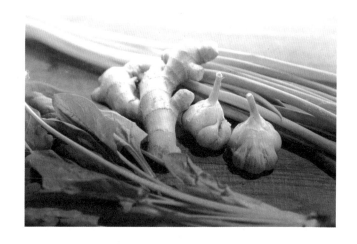

立春正值农历春节前后，宴饮聚餐机会增加，人们休假时也不容易忌口，且少动多吃，因此这个季节堪称一年中最容易发胖的时期之一，也是最适合开始减重的好时机。虽然天气还冷，但这时已进入春季，是体内阳气渐长之日，因此减重要遵循少酸多甘的饮食原则，提升阳气并促进循环。

另外，立春后阳气逐渐回复，肝气也跟着旺盛，要注意调养胃气，避免肝气过盛耗伤脾胃。

饮食重点

脾胃喜甜，而酸味入肝，所以若要避免肝气太旺，饮食原则宜少酸多甘。而所谓酸和甘的食物并不是单纯以味觉来判定。甘味食物是指有补益脾胃功能的食物，适宜的食物有洋葱、韭菜、山药、莲子、枸杞、五谷类、豆类。减重常用的食材如山楂、乌梅等，其性味偏酸，在这个节气就不宜频繁食用。

节气减重速成秘诀！

一指开通全身阳气——开通胆经阳穴以暖瘦

《黄帝内经》云："凡十一脏，取决于胆也。"若体内虚热不降，十一脏腑阳气不升，一般都是胆的问题。《灵枢·根结》云："少阳根于窍阴。"《灵枢·卫气》云："足少阳之本，在窍阴之间。"立春开通的阳穴，就是位于脚趾第四趾趾缘外侧处的窍阴穴。

找穴 **胆经中的窍阴穴：**脚趾伸直，先找到脚第4指指缘外侧处靠近趾甲角边缘的窍阴穴，左、右各1个。

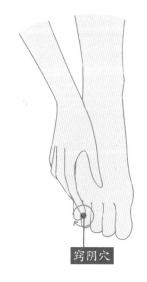

窍阴穴

做法 ❶ 以手指甲掐压、画圆圈，力度适中，每次10秒，共做6次后换另一边。

❷ 之后再以手大拇指搓热脚趾穴位即可。

❸ 先切后揉，用意在于先排毒后温补，尤其在睡前11时开胆经阳穴，效果极佳，因为胆经于此时流注。

功效 立春时节每天按时开通胆经阳穴，可帮助阳气流注全身。俗语说，脚暖了全身皆温暖。阳气从底部往上升，带动全身气血循环，为一年的瘦身计划打好基础。

雨水。

健运脾胃振阳气，
告别脂肪和水肿

雨水时节，经常是阴雨绵绵的天气。这段时间气候仍偏寒凉，加之雨水偏多，寒湿之邪易侵犯人体。虽然此时万物萌生，阳气渐旺，但阴湿的天气很容易让脾胃阳气变弱，使体内水分及脂肪代谢缓慢。脾胃是吸收营养及运送养分的器官，掌控着体内水湿的代谢。脾胃一暖，脂肪就不易堆积。

减重最忌讳湿气和毒素囤积于体内，活络脾胃，提振全身阳气，才能预防水肿和肥胖。

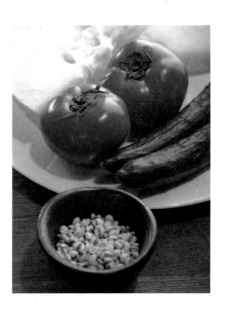

饮食重点

雨水时节早晚仍较冷，风邪渐增，人体的肝阳和肝火会随着春季的阳气而上升，此时易出现皮肤和口舌干燥、嘴唇干裂等现象，所以更应注意肝气的疏通，故应多吃新鲜蔬菜及多汁水果，以补充水分，促进代谢。

由于空气中的湿气易停滞于脾胃中，减重要多食用调理脾胃的食材，最适合以粥来调养脾胃，少吃油腻的食物，可多吃红枣、山药、莲子、韭菜、菠菜、柑橘、蜂蜜、甘蔗等。比起其他低淀粉的饮食，一碗强胃祛湿养瘦粥更能达到效果。

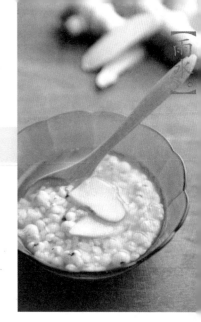

节气减重
速成秘诀!

强胃祛湿养瘦粥——健脾胃又利水湿

材料 薏仁和糙米各1杯、生姜2片。

做法 将薏仁、糙米洗净放入锅中,加入生姜后加7杯水,用电锅煮成粥,不需任何调味料。每天早餐1碗。

功效 糙米养胃气,富含纤维素及营养;薏仁健脾胃又能利水湿;生姜温通阳气。此粥最适合当雨水时节的减重主食。

节气减重
速成秘诀!

暖胃减重法——按按水分穴,胃暖身暖,脂肪一扫光

找穴 **水分穴:** 肚脐上方1横指宽处。

做法 ❶ 以大拇指在穴位上方按压。

❷ 按压至穴位有酸胀感后,在原处慢慢画圆,3圈为1次,5次为1个单位。

❸ 三餐饭后1小时即可按压。可天天按压。

功效 腰部的湿气可通过按摩水分穴排除。经常按摩可温暖脾胃,促进消化,使食物不堆积,水湿不滞留,体内废物与脂肪就不会聚集。

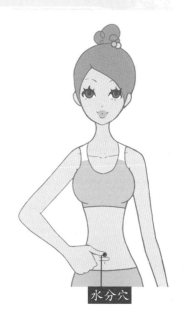

水分穴

惊蛰。

三月六日至三月二十日

春困动起来，
清除胆经毒素自然瘦

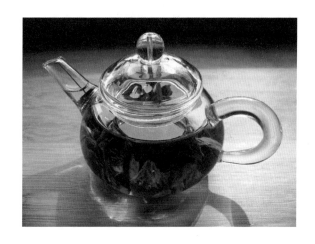

"春眠不觉晓"是唐代诗人孟浩然的著名诗句，说的就是嗜睡、疲劳、精神不易集中的"春困"生理现象。惊蛰时节气温渐升，此时体内湿气仍重，阻碍阳气上升，致使血液循环不良，造成供应大脑的血液相对减少，人就会觉得懒懒的，不想活动。

对付春困最有效的方法就是揉双耳（胆经循行），一方面可促进大脑血液循环，让精神变好；另一方面可加强胆经作用，促进淋巴排毒。

饮食重点

惊蛰时节可适当喝茶。《神农本草经》云："茶味苦，饮之使人益思，少卧。"《唐本草》指出茶叶能"消宿食，利小便"。体质较寒的人可喝红茶，体质偏热者可选择绿茶，有提神醒脑及消脂的作用。但平日失眠的人，则建议每天饮茶不超过一杯，而且尽量在中午之前喝。

另外，可每日摄取一种富含维生素C的食物，如萝卜、甜椒、苦瓜、芥菜、芥蓝、菠菜、苋菜、芦笋、柑橘、番石榴、木瓜等，这些食物能清利胆经毒素，帮助醒脑，提升阳气。

节气减重
速成秘诀!

揉耳减重法——搓搓双耳翳风穴，安神助好眠

中医经络理论认为，耳郭是倒立的蜷曲胚胎缩影，耳郭上的各点代表着人体各器官功能的调节点。因此，刺激与食欲相关的器官分布点，也就是耳朵上的穴位，可适当地控制食欲，促进新陈代谢。耳朵后侧靠近发际处为胆经所循行的路径，时常搓揉此处能清除胆经之火，还能抑制食欲。

找穴 **翳风穴：**位于耳后凹陷处，将耳垂向后压下，张嘴时按该穴位，耳内有痛感。

做法 ❶先将双手搓热，再以双手掌心包覆双耳，上下搓揉50下。
❷再以双手指腹搓揉耳后，用大拇指沿着耳垂下方的翳风穴，由下往上于耳后来回搓揉按摩50下。

功效 推揉翳风穴有助于安定神志，白天保持好心情，晚上睡眠更安稳。

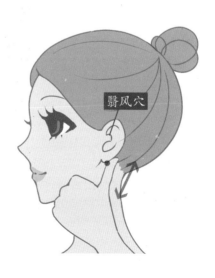

翳风穴

春分。

三月二十一日至四月四日

阳气上升肝火旺，
疏肝理气消小腹

此时节肝之阳气过度上升，容易出现肝阳上亢（如焦躁不安、情绪起伏不定）的现象，若置之不理，很容易造成暴饮暴食，摄入过多热量；而情绪不佳、压力大造成的肝气不通畅，特别容易造成胃胀、腹胀。

春分宜早睡早起，避免因熬夜导致上火及便秘，或睡前可泡澡10～15分钟，让身体微微发热，有释放压力及放松全身肌肉的功效。血液循环好、气机不阻塞，就不易堆积毒素和脂肪。

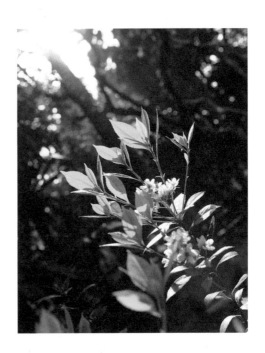

饮食重点

很多时候，凸出的小腹都是因为胀气所造成的。作息不正常、工作压力大时，容易肝气郁结。若春分时节肝气过盛，便会影响胃肠功能，造成脾胃虚弱，胃胀、腹胀的现象会特别严重。可配合有疏肝理气与消胀作用的茶饮来改善。

节气减重速成秘诀!

玫瑰芳香茶饮——疏肝解郁消胀气

材料 玫瑰花5朵、山楂10克、香附子10克。

做法 将上述药材洗净药尘后，放入茶叶袋中，加入800毫升热水闷10分钟，午饭及晚饭后饮用。

功效 玫瑰花味苦微甘，有疏肝解郁的功效，特别适合肝气郁结、情绪焦躁不安时饮用，可消除久坐的上班族最苦恼的小腹。

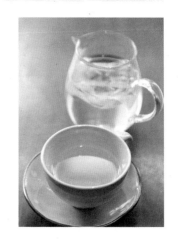

节气减重速成秘诀!

气海一穴暖全身——按摩气海穴，告别小腹

气海穴具有温阳益气、化湿理气的作用。所谓"胖补气、瘦补血"，身体气虚、脾胃阳气不足就容易肥胖。此穴位主宰全身之气，可有效温暖全身，加速新陈代谢。

找穴 **气海穴:** 在肚脐下方1.5寸，约两横指处。

做法 以掌心覆盖气海穴，顺时针方向轻轻按压并画圈100次。早晨起床及睡前各1次，每天坚持有提气暖胃的作用。

功效 按摩气海穴能有效改善胀气型小腹，提振脾胃之气及全身元气。

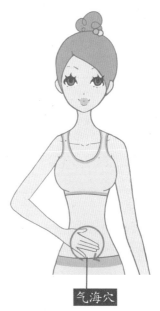

气海穴

清明。

四月五日至四月十九日

阳春食欲佳，清除宿便更窈窕

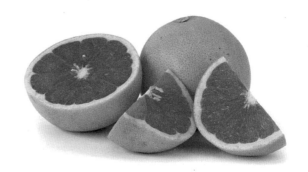

清明时节虽然多雨，但天气逐渐炎热，空气中的湿气和热气相夹杂，最易消耗脾胃之气；此时机体阳气旺盛，特别容易使人食欲大增，造成胃肠负担。

这个时节易引发高血压，适当多喝行气通便的降脂茶，可让体内肝阳之气不致过度上升，清除体内多余脂肪及宿便。

另外，这段时间人体肝气旺盛，而肝主疏泄，因此平日生活节奏不可过快，以免情绪失调。可进行深呼吸，或每日起床时手向上伸展，平静心情。

饮食重点

体质寒、虚者须减少甜食，限制糖分及热量摄入，多食菠菜、苋菜等深绿色蔬菜。以糙米或五谷杂粮等粗粮取代白米或面食，增添饱足感；此外也可用地瓜、芋头、红萝卜等高纤维根茎类来替换白米或面食。

热性、瘀性体质者忌食内脏，饮食务必清淡。每天可吃适量柳橙、葡萄柚等水果，因为柑橘类水果性凉，能清血降脂。最佳食用方法是每天1个，直接切开吃。

杏仁富含膳食纤维，易产生饱足感又能促进肠道蠕动，改善便秘。早餐或下午茶时食用，热量低又有饱足感，是降脂的好帮手。

节气减重
速成秘诀!

杏仁通便降脂茶——润燥通便降脂好

材料 南杏仁粉50克（可于一般超市购买，以无糖者为佳）、银耳10克。

做法 银耳洗净，以水浸泡至软，切碎后备用。将杏仁与银耳一起放入
1500毫升沸水中搅拌均匀，小火炖煮30~40分钟后即可食用。

功效 杏仁性味平和，有润肠通便、降糖降脂的作用。杏仁能帮助抑制食
欲，即使每天摄取也不会发胖；而银耳富含胶质，两者相辅相成。

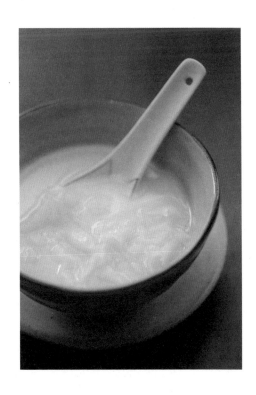

谷雨。

四月二十日至五月五日

祛湿消肿，养瘦更轻松

从谷雨这天开始雨量增多，空气湿度增大，肥胖的人平时代谢就不好，这个时节更容易感觉身体沉重。这段时间的养瘦重点在于祛湿，平日除了早睡早起、平心静气以养肝外，日常运动时不宜流汗过多，以免阳气外泄，反而不利于消肿减重；同时要注意不吃上火食物，吃了容易酿成"春火"，导致血液循环不良，造成高血压、高血脂等。

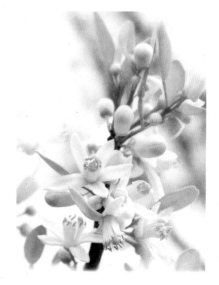

饮食重点

多摄取具有祛湿效果的食物，如薏苡仁、山药、赤小豆、荷叶、豆芽、白萝卜、冬瓜、海带、鲫鱼等。

这段时间消化系统功能佳，食欲容易大增，寒性、虚性体质者可食用小米、大麦、黑芝麻、黄豆及其他豆类等主食，以健脾和胃；热性、瘀性体质者要滋阴养肝，避免肝火过旺，少吃酸性和辛辣刺激的食物，可多喝绿豆汤、赤小豆汤、酸梅汤及绿茶，防止体内积热而变胖。

湿气重时，水肿体质的人很容易感到自己的大腿、小腿明显局部肿胀。要改善水肿，必须促进下半身循环，疏通肝胆、脾胃等经络。一道清爽的冬瓜海带荷叶汤能有效调节水分及脂肪代谢，让双腿更轻盈。

节气减重
速成秘诀!

冬瓜海带荷叶汤——解腻降脂消水肿

材料 带皮冬瓜500~600克、干荷叶5克、海带50克、排骨15克、姜3片切丝。

做法 ❶排骨洗净氽烫，冬瓜带皮切块，荷叶洗净放入茶叶袋中，其他材料洗干净备用。

❷水开后放入所有材料，大火煮10分钟，再转小火煮2.5小时，加入少许盐调味即可。

功效 冬瓜是消水肿的好食材，带皮烹煮，利湿效果更好；海带能促进下半身水分排出；荷叶有解腻降脂的作用；生姜温通行气，能祛湿而不伤脾胃。晚餐以排骨取代淀粉补充热量，既可摄取优质蛋白质，又不易转换成脂肪。

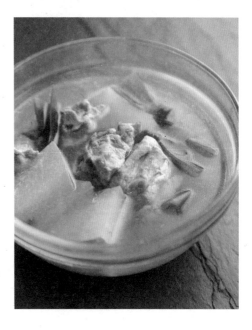

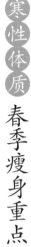

寒性体质

调节气血代谢佳，排除水分立显瘦

春季瘦身重点

多数寒性体质的女性都很怕冷，因体内阳气不足，需要补充热量高的饮食才会觉得温暖，但若吃错了，反而会囤积脂肪。

可趁春季体内阳气渐盛以温养气血，水湿就容易代谢，瘦身更有成效。

容易肥胖部位 ▶ **小腹及臀部**
寒性体质因阳气不足，气血循行不畅，小腹及臀部特别易堆积脂肪。

常见瘦身失败原因 ▶ **脾胃寒湿易水肿**
寒性体质请特别注意保暖，早睡早起，以免感冒。由于脾胃寒湿，阳气不足，春天如果感冒，特别不容易好，也易引起身体水肿。

 饮食宜忌 ▶ 宜多吃助阳食物及能温暖子宫的食物，促进气血循环，例如韭菜、苋菜及葱、姜、蒜等辛香食材。春天应避免熬夜伤肝及过度劳累，宜早睡早起养肝血，保持好心情则有助于阳气运行。

吃 当季助阳食材，提升代谢助消脂

健康人的平均体温约为36.8℃。一般而言体温偏高的人其新陈代谢也较活跃。身体处于低温期时，一般人的基础代谢力会降低，而寒性体质者又比一般人更不易代谢脂肪。因此，处于低温期时，建议多补充生姜、韭菜、葱等辛温助阳食材。例如，午餐可选择韭菜水饺，晚上则以清淡的高纤维蔬菜为主食；将当季蔬菜温烤或水煮制成温沙拉，搭配姜、葱、蒜及少许橄榄油，就是一道低热量的美味暖阳晚餐。

早晨为阳，夜晚为阴。每天早晨阳气升发时，可于早餐中加点助阳食材。回阳推脂茶就是最好的暖阳减重茶饮，每天起床后即可饮用。

回阳推脂茶

材料 桂枝5克、丹参5克、茯苓10克、生姜2片。

做法 ❶ 将以上药材用水冲净药尘后，放入茶叶袋中。

❷ 放入1200毫升水中煮沸后，加入生姜，以小火煮10分钟即可饮用。

功效 桂枝性味辛、甘、温，有温通经脉、助阳化气的功效，配合养血活血的丹参、健脾祛湿的茯苓、温通经络的生姜，可温暖四肢和脾胃，并加强经期的水液代谢，改善经期水肿，预防脂肪囤积。

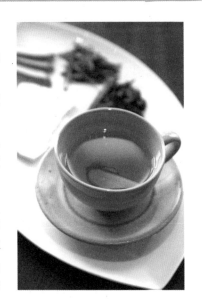

动 时时敲胆经，下半身瘦不难

中医理论认为，肝、胆对应春天，肝、胆互为表里。顺应春季疏通胆经，能将累积于体内的寒气借助阳气排出体外，自然就能轻松瘦下来。寒气属阴，下半身也属阴。趁着月经来潮时敲胆经，更有利于排毒，让体内寒气更容易排出体外。

找穴 取大腿外侧、胆经循行于下半身的经络，从臀部的**环跳穴**起至膝下约1横掌处的**阳陵泉穴**处。

做法 ❶以手握拳，以类似打鼓的力度、每秒2次的速度由上往下敲，循经敲打，每边敲打1分钟后换另一边。

❷每侧各5次，可随时敲打。

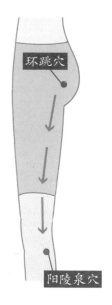

环跳穴

阳陵泉穴

休 睡前暖丹田，艾附暖宫灸，快速消小腹

以温通经络的药材温暖丹田，有助于排除经血及活化子宫、卵巢功能，使小腹平坦。

找穴 肚脐以下、耻骨以上为**丹田**，为五脏六腑气血聚集之处。

做法 ❶取艾叶、香附、干姜各等份，磨成粉后搅匀，加水揉成1元硬币大小的药饼，压扁。

❷将药饼置于丹田处，再以热毛巾或暖宝宝敷贴，1次15分钟。晚上睡前敷贴效果尤佳。皮肤较敏感者，若不适时即可拿起。

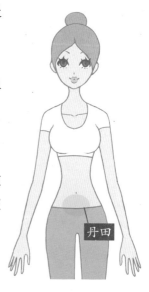

丹田

吃 谨守原则，吃热不吃冷！

高温期时，生理机能较为活跃，是减重的黄金时期，但食欲也特别好，一不小心就会吃多，所以应遵守八分饱原则。另外，虽然蔬菜、水果热量较低，属性却偏寒，应尽量不生食，多吃有助阳效果的食材，如姜、葱、蒜等，或吃蔬菜时一定要加热，以去除其寒性。

夜晚属阴，此时气血流通较缓慢，寒性体质者更明显，因此建议晚餐时间尽量不要超过晚上8时。若晚餐太晚又太丰盛，容易导致消化不良，引起胸闷和腹胀。所以就算要加班，也应在晚上8时前吃完晚餐。

桂花姜汁饮

材料 桂花5克、生姜10克、龙眼肉10克。

做法 ❶桂花及龙眼肉放入茶叶袋内。

❷将上述材料以800毫升热开水滚煮5分钟后，加入生姜焖煮10分钟后即可饮用。

功效 桂花性味甘温，有祛除脾胃寒气的作用。龙眼肉入心补血，生姜助阳行气，全方能促进新陈代谢，缓解忧郁情绪。

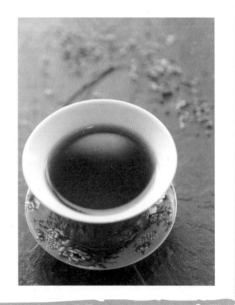

动 早晚揉腹，平坦小腹

小腹是阴中之阴，为寒气聚集之处。高温期时体内的阳气较为旺盛，对小腹加强按摩，有助温通寒气。早起捏揉小腹，可疏通气血；晚上揉小腹，可帮助消除毒素及脂肪。

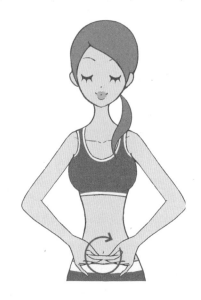

做法 以两手指腹捏起腹部脂肪软组织，力度适中，依顺时针方向捏揉。每次5分钟，至皮肤微红、小腹发热即可。每天捏揉一段时间，可有效驱寒暖腹，使小腹平坦。

休 温热开水睡前喝

夜间身体代谢力不佳，身体能消耗的热量比白天减少近1/3。若这时吃消夜，等于多摄入1.5倍的热量，并在体内转化为脂肪。

无论如何，消夜一定要忌口。睡前要是有点饿，请喝一杯250毫升的温热开水，徐徐饮下，既能促进血液循环，又能清除毒素，有利于减重。

热性体质 春季瘦身重点

疏泄肝火排湿热，脂肪不堆积

热性体质的人在春季容易出现肝火上升、代谢过度、紧张兴奋等症状；若不适时调理，便容易有气血阻滞的现象。食欲原本就旺盛的热性体质者，会特别想吃辛辣刺激的食物。

因此，热性体质者的春季瘦身关键是让肝气舒畅，气血流通。此外，春季也容易降雨，这些水湿气遇上火气，就会变成湿热毒素，积聚在脾胃里，转化成脂肪。适合食用清热蔬菜，如菠菜、胡萝卜、黄瓜、苦瓜、绿豆、芦荟等，可促进排便，疏通气血。

容易肥胖部位

肩、颈、头及脸部
▶ 火性上炎，肝火上冲，气血阻滞于肩、颈、头、面，就会形成"虎背""熊腰"及"大饼脸"。

常见瘦身失败原因

爱吃重口味、喝冰水降火，
▶ **反而堆积脂肪**
热性体质者通常口味重，爱喝冷饮，这样容易导致湿热内蕴，脂肪快速堆积而变胖。

饮食宜忌
▶ 饮食要清淡，多摄入绿色蔬果。除了适当摄取优质蛋白质，还可饮用绿豆汤、赤小豆汤、酸梅汤及绿茶，防止体内积热。不宜吃羊肉、牛肉、麻辣火锅及辣椒、花椒、胡椒等大辛大热、刺激的食物。

排毒消脂双色汤

材料 赤小豆100克、绿豆100克、陈皮5克、盐少许。

做法
❶ 将赤小豆、绿豆浸泡约半个小时，用热水把陈皮泡软。
❷ 加入1500毫升水，放入电锅煮30~40分钟。
❸ 再放入陈皮，上盖焖10分钟，加盐调味即可。

功效 赤小豆入心补血，祛瘀血，利循环，有消肿利尿、去除腹部及下肢水肿的功效。绿豆有解毒的作用，可清除体内湿热。加入些许陈皮能提振胃气，帮助消化。

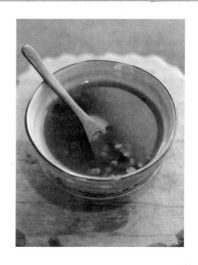

吃 双豆排毒，清除体内脂肪

热性体质的人在春季很容易有口干舌燥、便秘等"上火"症状。习惯吃大鱼大肉的热性体质者，春季饮食应选择清淡食物；月经期间以豆类补充营养，配合食用赤小豆、绿豆，有助于排出体内湿热。可每日当早餐食用，至少吃两个星期。

动 中极穴打造马甲线，下腹平坦又紧实

造成肥胖的湿热之气除了可从二便排出外，还能从经血排出。肝经绕生殖器处走行，春天体内燥热，不但泌尿系统容易感染，还可能造成尿道

疼痛及肿胀。中极穴位于子宫上方、离膀胱很近，是调节水液的重要穴位。每天按摩此穴位，能排除肝经湿热，有效缓解经期不适，更能促进深层脂肪分解，打造马甲线。

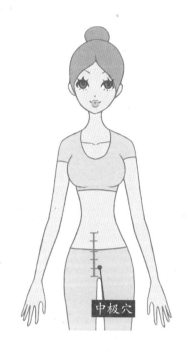

中极穴

找穴 **中极穴**：位于前正中线，脐下4寸处。若把肚脐和阴部耻骨处的连线分成5部分，从肚脐向下数第4个点，就是中极穴。

做法 ❶每天早上起床小便后，以及入睡前平躺于床上，食指、中指、无名指3指并拢，以指腹轻轻按摩中极穴。
❷稍稍搓热并按摩约1分钟后，再以掌心覆盖其上，热敷3分钟。

休 念力瘦身法，养脑排毒更易瘦

　　早睡早起是春日平衡内分泌、促进新陈代谢、避免上火的关键。好吃是热性体质者肥胖的主因，而好动的热性体质者特别适合通过适量运动来消耗体内火气。运动时应保持心平气和。

做法 每晚睡前，闭目静坐15~20分钟。

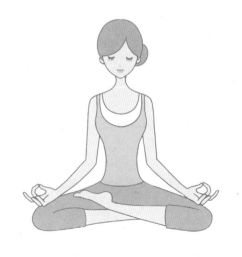

高温期养瘦小秘方 （月经来潮第14~28天均为高温期）

黄瓜清热排毒法

材料 黄瓜1根、醋适量、盐和砂糖少量。

做法 ❶ 将黄瓜洗净后切块、压扁，用盐腌一下后去掉多余水分。

❷ 接着放入砂糖和醋腌30分钟后即可食用。

功效 黄瓜性平味甘，富含蛋白质、糖类、维生素、胡萝卜素及各类矿物质，还含有丙醇二酸、葫芦素、纤维素等，是非常好的排毒养颜食物，可抑制体内糖类转化为脂肪，减少脂肪聚积，发挥减肥作用。

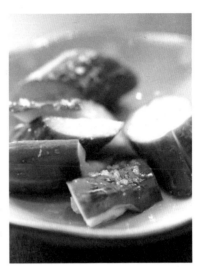

吃 黄瓜解毒又养颜，还可清除毒素

可利用少量多餐的方式，让身体不断有饱足感。但请注意盛装食物的容器要小，并减少蛋白质的摄取，用少量米食搭配具有清热效果的蔬菜或低热量的豆腐清除内火，才是适合热性体质的消脂好方法。可于每天晚餐前30分钟吃1根小黄瓜，连续吃两星期。

动 体表清肠法，拍打腰腹解宿便

若想清除体内毒素，也可通过刺激腰腹部的气海穴、水分穴等穴位来实现。经常拍打、按摩脐周，能促进胃肠蠕动，排除宿便。热性体质的人脂肪层较深，这种震动腹部的方法能有效激活血液微循环及阳气，促进局部脂肪分解。

做法

❶ 用双掌交替拍打、按摩肚脐四周，以肚脐为正中心顺时针方向拍打。

❷ 每次拍打持续5分钟，感觉腹部轻微发热即可。

❸ 拍打时注意力度不宜过强，轻轻地拍，以促进血液循环。每天午餐及晚餐后1小时拍打，效果最佳。拍打后喝一杯温开水。

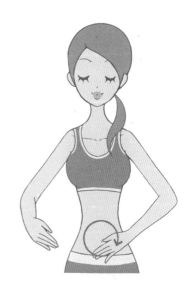

休 晨起淋浴，疏肝排毒更易瘦

做法 用莲蓬头冲洗时，角度可根据自己的需求而改变。冲洗时由下往上，将温水淋至肩颈、胁肋两边，有利于减轻疲劳感；再加强肝经循行部位及肩、颈、头、面部。

功效 用温水刺激身体可加快血液循环，对局部穴位可产生集中加热的效果。早晨淋浴时，水压若稍稍加强，疏通效果也较佳。

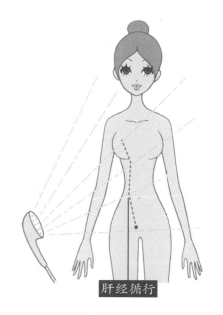

肝经循行

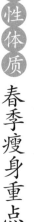

补养阳气助代谢，四肢紧实不虚胖

春季瘦身重点

虚性体质者对气候的变化相当敏感，初春气候仍然偏寒，风寒之邪易使体内气血循行不畅。此时的重点在于补养阳气，要以休息藏养来帮助机体维持生理运作，免得全身气血不足引发"缺粮反应"，反而迅速累积脂肪。

雨水节气之后天气乍暖乍寒，还容易下雨，湿气特别容易累积在体内。瘦身重点除了补气之外，还要疏通肝气，让汗腺保持通畅。做些温和的有氧运动可帮助排汗；吃点辛温食物，如葱、香菜、生姜、辣椒等，能够祛湿解毒，可以提升瘦身效果。

容易肥胖部位

大腿两侧
► 春主肝，肝气郁滞，大腿两侧肝胆经处就容易堆积脂肪。

常见瘦身失败原因

代谢不佳
► 虚性体质者由于食欲较差，很容易以为吃得少就一定会变瘦，其实阳气不足，食物无法转化为能量，则变为脂肪和毒素堆积在体内。

饮食宜忌
► 多吃有助阳气升发的食物，如葱、生姜、蒜、韭菜、芥菜等，不仅能祛散阴寒，还能促进气血循环；鸡肉、动物肝脏、鱼肉、瘦肉、蛋黄、牛奶、豆浆等可适量摄入；少吃寒性食物，如生菜沙拉、生鱼片等。

生姜红枣茶

材料 红枣5颗、生姜1~2片。

做法 ❶ 红枣洗净后去核取肉，先加入少量水，于电锅中蒸熟。

❷ 加入500毫升热水与生姜片，焖煮10分钟后即可饮用。

功效 月经开始的第一天就需要加强补血，以红枣养肝补血，促进循环和代谢，再利用生姜发汗，帮助消脂。

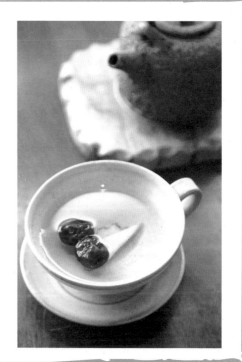

吃 女王式早餐，启动代谢真享瘦

早上7~9时是胃经经络活跃的时辰，这时候补足营养最能达到效果。早餐中必须包含适量的米饭或吐司以养胃气，还要有鸡汤、鸡蛋或豆浆来补阳气，再喝一杯热热的生姜红枣茶促进血液循环。

动 按压百会穴，消除疲劳

　　虚性体质者容易疲劳，到了傍晚就乏困。此时按压头顶的百会穴，有强补阳气、促进全身气血循环的效用。睡前按压该穴还具有健脑宁神的功效，能帮助减压，缓解不良情绪，促进睡眠。

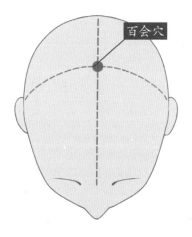

百会穴

找穴 百会穴：位于头部正中线与两耳尖连线的交点处。

做法 取坐姿按压百会穴，用中指轻轻按压并画圆，20秒1次，共做10次。

休 每日缩小腹

　　虚性体质的人容易有气虚、局部气滞、消化不良、胃胀等现象，因此小腹特别凸出。可在春日加强腹肌锻炼来提补阳气，能快速消除月经前因内分泌变化而造成的水肿，防止腹部脂肪堆积。

做法 平时要随时随地缩小腹，提高腹肌能力。平时要时刻注意提气收腹，晚上沐浴后按摩腰腹，能促进胃肠蠕动，促进全身新陈代谢。

党参荷叶赤豆饮

材料 党参3克、荷叶3克、赤小豆5克。

做法 ❶ 将药材以水冲洗药尘后，放入茶叶袋内。

❷ 以1500毫升的水煮开约10分钟后即可饮用。每日代茶饮。

功效 党参补中气，益气生津；荷叶能消脂；赤小豆健脾胃，通气利尿，降血脂，消水肿。

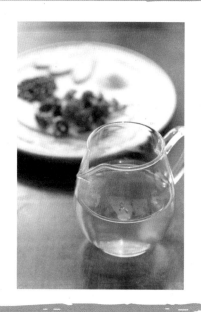

吃 春日补阳养肝，消除虚性肥胖

该体质者因体内气虚、能量不足，表现在外就是四肢松软。春季减重要点在于疏通肝气，把肝养好了，自然能消除因内分泌失调而堆积的脂肪。

动 按压急脉穴，铲除大腿外侧马鞍袋

长期久坐会让下半身血液循环不良，也会堆积脂肪，造成下半身肥胖。虚性体质者更有可能因为气血虚弱，排毒太慢而导致肝胆经络阻塞，脂肪分布不均，堆积在大腿内外两侧。每晚11时左右正好是肝经当令之时，多按摩急脉穴能疏通下半身气机，促使淋巴回流，使脂肪代谢更顺畅。

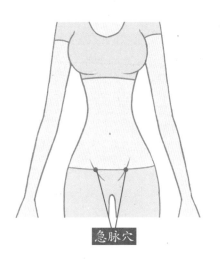

急脉穴

找穴 急脉穴：在两侧腹股沟中央，大约与耻骨平齐。

做法 仰卧平躺，用手掌用力按压腹股沟处的急脉穴，会有动脉跳动的感觉。按压约20秒后放开，让气血由下往上充盈。

休 喝杯蜂蜜水，睡前补对不会胖

睡前一杯蜂蜜水能安定情绪，滋养五脏六腑，促进新陈代谢。蜂蜜水是虚性体质者瘦身期间理想的饮品。

注意：蜂蜜因含雌激素，不可长期食用。

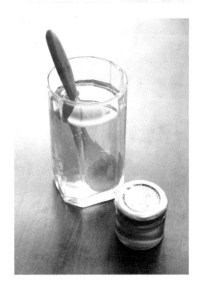

蜂蜜活络水

材料 蜂蜜1茶匙。

做法 在蜂蜜中加入250毫升温开水，均匀搅拌后，于睡前30分钟饮用。

不压抑情绪，气血畅通自然瘦

春日阳气生发，肝经气血旺盛，瘀性体质者可顺势将瘀滞于体内的毒素排出，气血畅通就会变瘦。不过瘀性体质者因长期压抑情绪，导致肝气郁结、气血阻滞。而春天肝气旺，易出现肝火上炎的症状。中医理论认为，肝气过旺可伤脾，引发消化系统疾病。

所以在春日，瘀性体质的人除了要疏通肝胆经络外，还要注重养脾胃。脾胃功能好，营养就能被正常吸收，代谢才能正常。平时注意保暖，尽量早睡早起，就能避免气血瘀滞。

 容易肥胖部位

全身

▶ 瘀性肥胖属于气滞血瘀、循环不良型的肥胖，容易全身变胖，甚至有隐性肥胖的问题，可伴有高血压、高血脂等病症。

 常见瘦身失败原因

生活作息不正常

▶ 生活作息不正常，以为不睡觉加上不进食就是最快的减肥方式，这样反而损伤气血，让毒素堆积在体内。

 饮食宜忌

▶ 多摄取纤维素，增加饱足感，还要排出过剩的热量。可多食用有润肠活血作用的蔬菜，如韭菜、莲藕；还可适量摄取大枣、蜂蜜、山药、锅巴等滋补脾胃的食物，少吃酸味食物和油腻食物。

低温期养瘦小秘方

（月经来潮第1~14天均为低温期）

通瘀排毒减脂茶

材料 当归1片、麦门冬3克、莲藕5克、枸杞3克。

做法 将所有材料洗净药尘后，加入1500毫升热水煮5分钟，滤出药材，于饭后30分钟饮用。

功效 当归行血活血又补血；麦门冬清热；莲藕促进子宫血液循环，排瘀血、去水肿；枸杞平补肝肾。每天饮用可补血活血，促进体内油脂代谢。

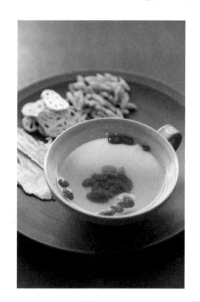

吃 戒掉刺激性饮料

为了提神及应付长时间的工作压力，许多人都有喝咖啡的习惯。虽然许多医学研究报告指出，早晨饮用一杯黑咖啡能帮助消脂，但对瘀性体质的人来说，这样反而会使肝火上炎，导致心悸、烦躁不安等症状。改变生活习惯，饭后喝杯通瘀排毒减脂茶，让排毒瘦身更健康。

动 按按三阴交和合谷穴，摆脱痛经就会瘦

痛则不通，痛经也是气血阻滞的结果。除了时时按摩肝胆经络，月经期间也应每天按压三阴交、合谷穴。合谷穴是补气的要穴，三阴交穴是脾、肝、肾三条经络交会的穴位，常按能疏通气血、缓解疼痛、促进代谢。

找穴 **三阴交：**位于小腿内踝处往上约4横指处；**合谷穴：**位于两手虎口处。按压两穴皆会有明显酸胀的感觉。

做法 ❶每日睡前以两手拇指用力按压两侧三阴交穴各1分钟。

❷再交替按压手部合谷穴各1分钟。共做5次。

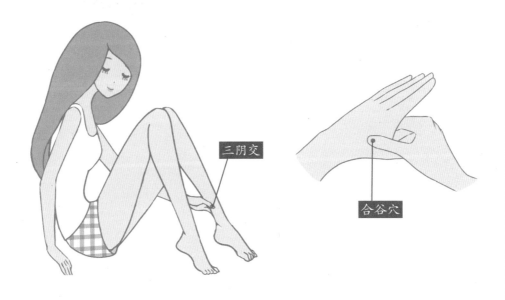

三阴交

合谷穴

休 作息规律

瘀性体质的人若是夜猫族，一定要改掉不良作息习惯。每天在晚上12时前就寝，睡足7~8小时，让身体有规律的排毒时间，就容易瘦下来。

高温期养瘦小秘方

（月经来潮第14~28天均为高温期）

红枣疏肝消脂茶

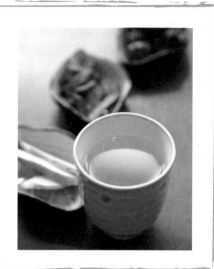

材料 红枣7颗、丹参3克、生姜1片。

做法 先将红枣放入电锅蒸熟后，加入500毫升水，与丹参、生姜一同焖煮15分钟，即可饮用。

功效 红枣养血安神，能加强肝脏解毒功能。平时因气滞血瘀而容易腹胀的瘀性体质者，适量食用丹参及生姜，能疏肝理气，行气化瘀。

吃 疏肝理气助消脂

春天最佳的排毒减重法就是补足阳气、疏通肝气。平日多吃养肝、疏肝的食物，能增强肝脏功能，气血自然旺盛。瘀性体质者在高温期每天早、晚喝一杯疏肝消脂茶（250毫升），不但能养肝解毒，还能帮助消脂。

动 拍打膝关节，面色红润又瘦身

久坐不动会使血液循环不畅，尤其经期久坐，可能会导致经血排出不畅，引起下腹痛、腰痛及痛经，甚至子宫内膜异位等问题。女子以血为本，气血是否充盈、血脉是否通畅，对其健康及瘦身是非常重要的。而膝盖两侧的肝胆经是气血的重要通道，与膝窝处的委中穴同为排出体内瘀滞及湿热的关键部位。适度对这些部位进行拍打有助于振奋体内阳气，放松膝关节，促进全身气血循环，排除体内毒素。起身动一动，拍拍膝盖就能通体舒畅。

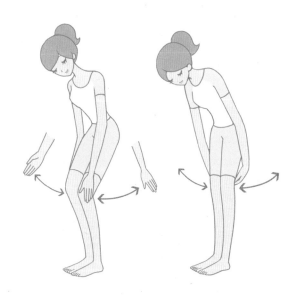

做法 ❶ 两手拍打左大腿膝盖内外侧处，1分钟约50下，然后换右膝盖。

❷ 腿稍微伸直，以掌心拍打膝盖后侧膝窝处，1分钟约50下。

❸ 交替连续拍打5次，以轻轻击掌的力度拍打即可，拍至微红。

❹ 拍打后喝杯温开水促进代谢，每天1~2次，久坐或久站后最适合。

休 干刷全身，疏通气血兼瘦身

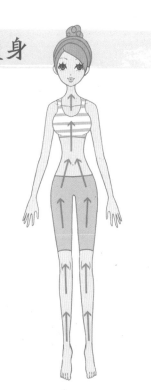

洗澡前轻轻刷一刷皮肤，不但能保持淋巴系统通畅，促进新陈代谢，还能恢复皮肤弹性，疏通气血，达到瘦身效果。

做法 ❶ 选择天然的软毛刷，或将湿毛巾拧干后轻刷身体。

❷ 干刷的方向应由下往上，朝着心脏方向画圆，从脚趾开始，依次刷至脚、臀部、腹部、胸部、颈部。

❸ 干刷后直接淋浴，可帮助毒素排出。若气血瘀滞严重、皮肤较干燥者，可先泡澡后再刷或边泡澡边刷。

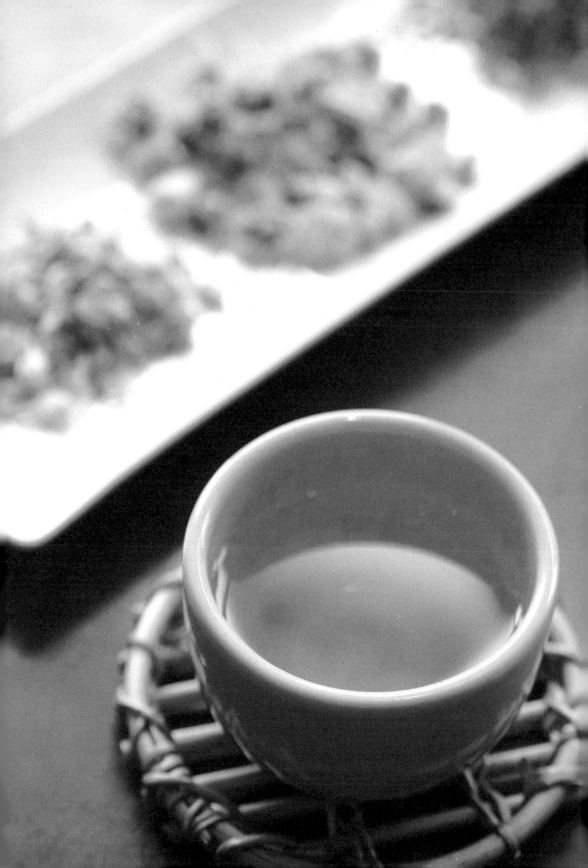

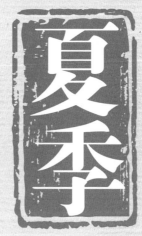

夏季

夏季炎热湿气重，体内气血易失调，因此重在将多余湿气排出体外

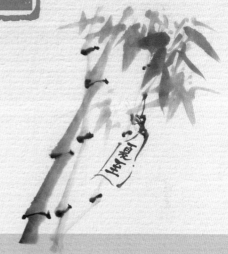

立夏　养心补血，疏通气血好养瘦

小满　祛湿通阳，下半身轻盈不紧绷

芒种　温胃散寒，凉补益气加速瘦

夏至　清热去油，刮除胃肠油腻保苗条

小暑　驱暑消胀，解热通便一定瘦

大暑　盛夏养心，下半身迅速瘦

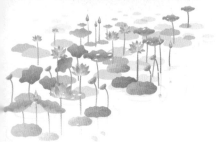

夏五月，驱散暑邪，肥胖不上身

STEP 1 强心气通气血

STEP 2 补脾胃祛湿热

夏天是瘦身旺季，夏日的养瘦重点在于驱散暑邪，清利湿邪。暑热会让人大量流汗，中医认为汗为心之液，流汗太多会损耗心经的气血，而人体气血不足就会导致头晕、发热、代谢失调等中暑现象。

夏日的瘦身重点就是要强心以养足气血，促进体内新陈代谢。除此之外，随时补充适量水分，让机体生理代谢功能正常。

潮湿的气候容易使人体累积湿气，让身体加倍水肿。要排除水湿之邪，必须调理脾胃。由于夏日人们难免多食温性冷饮或水果，所以要适时多补充生姜等食材，为脾胃进补，并加强水湿的代谢。

养瘦跟着节气走

大暑节气是一年里最热的节气，却也是温通经络最好的时节，强烈的日照具有温通经络的效用，可促进新陈代谢， 能为接下来的秋冬两季打造"易燃脂体质"。此外，夏季还有

养瘦重点

宣通气血，调理脾胃祛湿热。

个"甜蜜陷阱"，就是冰品。尤其是寒性体质的人更当注意，错误、贪凉的饮食方式一不小心就会形成"易胖体质"。

忌 伤血耗气

夏季对应于心，心主血。在夏季，肥胖而容易流汗的人若喝水太少，加上流汗过多，就会伤血耗气，导致身体出现疲劳状态，新陈代谢不佳，囤积脂肪。代谢不良型肥胖所引起的高血糖、高血脂、高血压等疾病，最好在夏季通过养心、宣通气血的方式来调理。另外，应控制自己的情绪，节制日常饮食，通过精神调养来达到养心的目的，避免耗损气血。

忌 脾胃痰湿

夏季湿热的气候原本就容易使脾胃功能失调，若因贪凉，多食冰品则更伤脾胃。饮食失调若再加上长期的精神压力，将导致肝经阻滞。肝木克脾土，脾虚则生痰湿，为肥胖埋下隐患。

立夏。

养心补血，疏通气血好养瘦

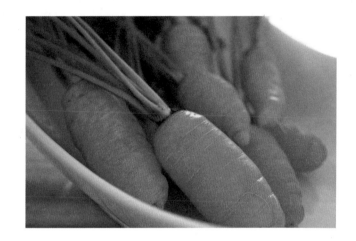

刚进入夏日，阳气正旺盛，在气候还未转变成酷暑之前，就要提前注重养心。天气炎热容易逼血为汗，身体出汗太多就会伤心耗气血，使代谢失调，容易堆积脂肪。阴液不足易导致虚火内生，血压便容易升高。

立夏的天气还延续着春日的暖意，湿气还不会太重，最适合从生活起居及饮食调养方面来加强养心。

饮食重点

依据中医"夏属火，其气热"的说法，夏季为万物生长、新陈代谢加快的季节，而心属火，对应红色，宜吃红色食物。红色食物大都具有温热、能量较高、阳气足的特性，例如赤小豆、洛神花、红枣、红曲、枸杞、山楂、樱桃、胡萝卜等，都有养心补血、促进新陈代谢或消脂的功效。

节气减重
速成秘诀！

越睡越瘦子午觉

大家听说过子午觉吗？子午觉的时段是指中午11:00~13:00，及夜间11:00~1:00这两个时段。适时休息能让身体恢复活力，气血时时畅通。

做法 ❶ 在气血流注于心经之时，也就是子时（中午12时）平躺静卧，小睡15分钟。若条件不允许，也可闭目养神，在通风处休息。腹部及后背要保暖，以免伤风感冒。

❷ 晚上子时（午夜12时）一定要上床睡觉，睡前两小时不能吃东西，以免增加血液黏稠度而导致血瘀，引发心血管疾病。

功效 夜半即子时，阴气极盛，这时候人最容易入睡，睡眠质量也最好；中午的子时，则为气血流注于心经的时段，静心休息，有助于养心补血，促进新陈代谢。

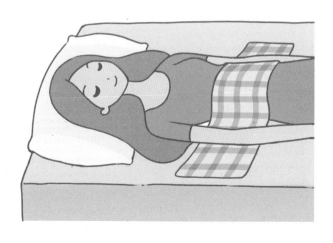

小满。

五月二十一日至六月五日

祛湿通阳，
下半身轻盈不紧绷

大约进入小满时节，气候开始热起来了。这时大自然中的阳气已经相当充足，但雨水也多，气候潮湿闷热。寒性、虚性体质的人，适应力原本就比较弱，空气中的湿热之邪非常容易侵犯人体，特别是脾胃。脾主运湿，脾胃功能好，体内多余水气才能排出体外。热性、瘀性体质者气血瘀阻，除了加强脾胃运化功能外，更要保证气血畅通。

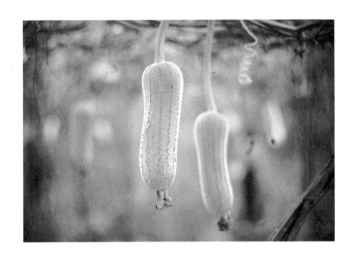

饮食重点

小满时，血旺于脾经，运用健脾利水食材及穴位宣通经络，正是增强脾胃运化功能的大好时机。比如夏日常喝的四神汤，就是用健脾胃的薏仁、白茯苓加上猪肚及少许胡椒一起烹煮，常喝不但能除脾中湿气，还有温通气血的作用。

其他如冬瓜、芦笋、绿豆、苦瓜等也是清热利湿、健运脾胃的好食材。另外水属阴，下半身也属阴，所以夏日特别容易感觉四肢水肿，可通过疏通脾经来利水消肿。

节气减重
速成秘诀！

打通脾经，按压解溪穴

身体水肿时，是不是觉得脚步特别沉重，到了下午甚至连鞋子都变得特别紧绷？这是因为水属性为阴，阴性下沉，所以水也是往下流。脾胃是调节湿气的重要脏腑，若要消除下半身水肿，就要重点疏通脾胃经络循行于下半身的部分。

找穴 解溪穴位于小腿与足背交界处的横纹中央凹陷处。

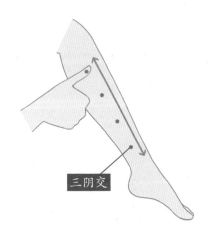

三阴交

做法 ❶先找到小腿内侧沿胫骨循行的脾经，以大拇指按压并往上推。经过三阴交，即内踝往上约4横指处，常有硬硬的气结，要用力多推几次，将气结推开。每次约推3分钟。

❷取胃经上的解溪穴，用大拇指用力画圆并按压，每次按5秒，共按压10次。

功效 胃经为阳经，胃气旺，湿气就容易排出。位于下肢的解溪穴有通气消胀的作用，时时按压能促进下肢循环。而打通脾经对排除体内湿毒非常有效。

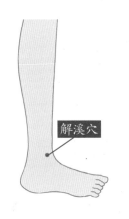

解溪穴

芒种。

六月六日至六月二十一日

温胃散寒，凉补益气加速瘦

芒种时节的特点就是气温显著升高。天气炎热虽然会使体内阳气旺盛，加速新陈代谢，但也容易损耗元气。而水为血之液，当身体出汗过多又未及时补充水分，身体阴液不足就容易耗伤心血。

虽然热性体质的人适合吃黄瓜、西瓜等凉性食物来帮身体解暑，但生冷的食物吃多了，仍会让寒凉之气损伤脾胃；脾胃功能失调，身体就会产生水湿而导致水肿。所以芒种时节应适当进补，**为瘦身做好准备。**

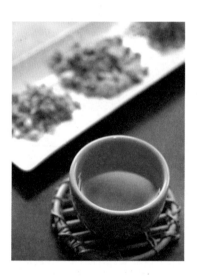

饮食重点

夏日进补不能吃温热的东西，而要选择清热益气的凉补食材和药材，如红曲及莲藕等。将烫熟的鸡肉剥成鸡丝，加入红曲搅拌均匀放凉，取代淀粉为主食，就是一道芒种时节既补气又不助长湿热的瘦身餐点。除了凉补，还应多晒太阳，清除体内寒气。

节气减重
速成秘诀!

养瘦黄金十字交叉穴——气血畅顺，小腹胃凸不再来

　　要消除肚子上的赘肉，一定要善于利用腹部的中脘、关元、天枢这几个消腹穴位。中脘穴是胃经的募穴（募穴就是脏腑之气特别容易积聚于该处的穴位），清除胀气、消除胃凸、抑制食欲都和这个穴位有关。关元穴有培肾固本、助阳的作用，就像充电器的插座，要促进全身代谢，就要在这里插上插头，把电充满。天枢穴对排除宿便及促进胃肠蠕动最有帮助。

找穴　**中脘穴**：在胃上方，肚脐上4寸。

　　　　关元穴：位于下腹部，肚脐
　　　　往下约4指宽处。

　　　　天枢穴：位于人体中腹部，
　　　　肚脐左右两侧3指宽处。

做法　找到中脘、关元、天枢穴。
　　　　每天于饭后15分钟，用中
　　　　指用力按压该穴并画圆。
　　　　依次以中脘穴、关元穴、天
　　　　枢穴（两侧可同时进行）的顺
　　　　序，每个穴位按压5分钟，感
　　　　觉热从体内散发出来即可。

功效　肚脐周围是人体气血交会
　　　　之处，趁夏日阳气正盛，按
　　　　摩这些穴位能温暖全身、宣通气血，将瘀积于胃肠的寒气与脂肪一
　　　　次扫光。

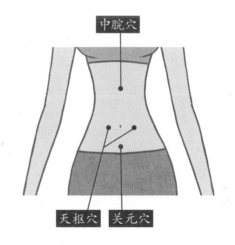

中脘穴

天枢穴　关元穴

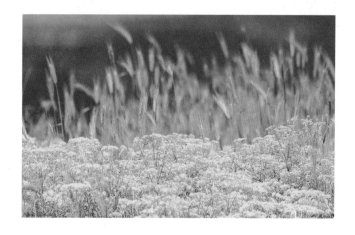

夏至。

六月二十二日至七月六日

清热去油，
刮除胃肠油腻保苗条

夏至标志着盛夏的到来。夏至是一年之中昼最长、夜最短的时候，暑气相当逼人。生活作息方面宜增加白天的活动量，多吸收盛夏阳气，可多晒太阳，增强抵抗力。体内阳气过盛，有时也会出现头晕、中暑、疲劳、胃肠功能失调等现象。手掌虎口处的合谷穴就是补气散热、调节胃肠的好帮手。

饮食重点

夏至因为天气太过炎热，人容易产生食欲下降、疲劳倦怠、头晕头痛等症状。但想趁机靠禁食、节食来瘦身，可就大错特错了！酷暑容易耗气伤身，也易导致胃肠功能失调，不进食反而会造成身体虚性肿胀。此时饮食务必保持清淡，每餐均衡食用苦瓜、冬瓜、白萝卜、紫菜、黄瓜或蒸鱼，来补充减重期间需要的营养。若实在没有胃口，也可以饮鲜果汁补充矿物质及水分。

合谷穴油切法——润燥去油，一按就见效

合谷穴属大肠经，能调理胃肠，清除堆积于大肠的火气，有生津润燥和去油的作用。

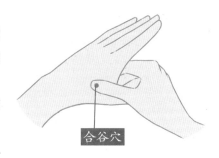

找穴 **合谷穴：** 在大拇指第1个关节的横纹处。将两手虎口互相嵌入，大拇指第1个关节的横纹处就是合谷穴。

合谷穴

做法 ❶ 按压时，要朝食指边缘按压，即为大肠经循行的方向。

❷ 每次左、右手交替按压各5~10分钟，每日可按1~2次。

菊花枸杞山楂茶——刮油除热保苗条

早晨起床后，可喝一杯温热的菊花枸杞山楂茶，为身体养阴清热。因为充足的阳气虽然能加强瘦身效果，但肥胖的身体就像用久的油缸一样，粘在油缸壁上的油垢要靠养阴清热的药方才能刮除。

材料 菊花3克、枸杞5克、山楂2片。

做法 将药材洗净，放入1000毫升热水闷10分钟，每次喝1/3杯，1天喝完。可天天喝。

功效 菊花有清热消暑的作用，而枸杞是滋阴清热的常胜将军，加入山楂能清血消脂，能彻底清热。

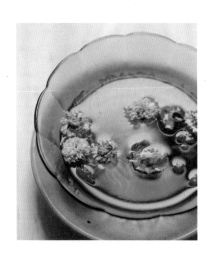

小暑。

驱暑消胀，解热通便一定瘦

俗语说"小暑大暑，上蒸下热"，小暑时节天气开始湿热难耐，弄得人只想喝冷饮消暑。冷饮虽然清凉，下肚后却会伤害脾胃，使脾胃运化失调，生成脂肪。想散热消肿，就要戒掉冷饮，改喝温开水或吃辛温食物。

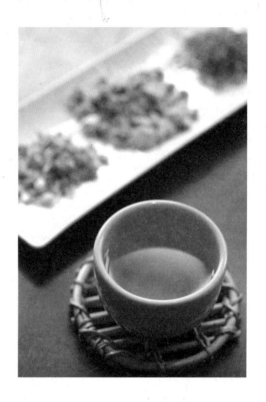

饮食重点

天气炎热使人变得没有食欲，辛辣食物具有促进食欲的作用，但是辣椒、花椒吃得过多会引发胃炎、胃溃疡，反而损伤脾胃。在这个节气里，应多吃消暑解热的食物，如百合、薄荷、绿豆等。另外也适合吃苦味的食物，如莴苣、芹菜、茴香、苦瓜等，其具有消暑清热、促进血液循环的作用。少喝冰水，改喝温热茶水可使汗腺舒张排汗，散发体内热量，进而降低体温，有助于消暑。也可用菊花、金银花、茉莉花自制三花茶，作为夏日降脂的日常饮料。

节气减重速成秘诀!

消暑降脂三花茶——消暑消肿又通便

材料 菊花5克、金银花3克、茉莉花3克。

做法 ❶将材料加入1500毫升滚水焖煮10分钟,放凉至常温后当开水饮用。

❷体质偏虚寒者,可1星期喝1次;体质偏湿热者天天饮用亦可,不仅清暑消肿,还有助于通便。

节气减重速成秘诀!

拍打心经和心包经

夏季主心,心经气血本来就旺盛,气为阳,气往上走,所以气胀、气瘀特别容易表现在上半身。酷暑时节要让身体快速消胀就一定要散热,调节心经,时常拍打心经与心包经。

找穴 手臂内、外侧为心经与心包经循行部位。

做法 ❶一手伸直平放,另一手先从手掌背面拍打至外侧腋下及肩膀处。拍打力度为一般鼓掌的力度即可,每秒1次,拍打50次。

❷同一手将掌心朝上,另一手从手掌心拍打至胸前腋下处。每秒1次,拍打50次。

功效 拍打左、右手的心经与心包经有散热消肿功效。长期拍打还能紧实手臂线条。

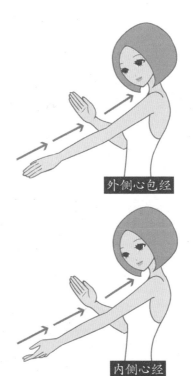

外侧心包经

内侧心经

大暑。

七月二十三日至八月七日

盛夏养心，下半身迅速瘦

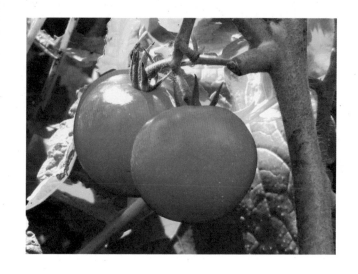

　　大暑是一年中最热的节气。大暑虽然炎热，却是最生机蓬勃的时节，人体五脏六腑之气血也最活跃，所以是快速瘦身的好时节。

　　寒性、虚性体质者在养心之外应加强水分代谢以消水肿；热性、瘀性体质则要养心散热。

　　暑邪伤人，容易导致无病三分虚。此时要避免流汗过多耗伤心血，多摄取养心清暑食材，如樱桃、西红柿、茄子、赤小豆等。这段时间也可多饮用赤小豆水，养生又消肿。赤小豆是现在常见的中药材，其性平，味甘、酸，有祛瘀生新、利水消肿的功用。

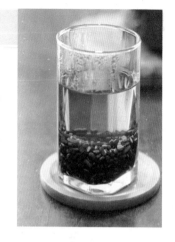

节气减重
速成秘诀!

赤小豆水

材料 赤小豆15克。

做法 将赤小豆放入保温杯，冲入1000毫升热水，闷10分钟即可饮用。

赤小豆水有补血、利尿、消肿、活血等作用。可每天喝，两星期后一般就可明显看到效果。

节气减重
速成秘诀!

消胀瘦腿承山穴

膀胱经主津液，承山穴为足太阳膀胱经下肢部位要穴，能调节下半身水液。时常按压承山穴能缓解腿部张力，美化小腿线条。日日按摩，美腿效果非常显著。

找穴 踮起脚尖，小腿正中央肌肉隆起处的最末端即**承山穴**，左、右各1个。

做法 ❶用大拇指用力按压至有酸胀感，每次按压5秒，每边大约按压5分钟，直至身体微微发热。

❷最好每天按压1~2次，中午及睡前各按1次，效果最佳。

功效 承山穴主人体一身之阳气。经常按压能振奋体内阳气，使体内湿气随着上升的阳气向外发散，排出体外。

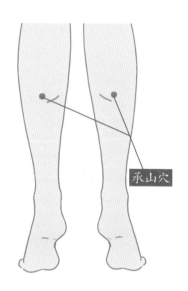

承山穴

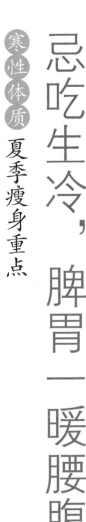

寒性体质 夏季瘦身重点

忌吃生冷，脾胃一暖腰腹瘦

对于瘦身不易的寒性体质来说，夏季炎热的气候反而有活络气血，使全身细胞活跃起来的效果。寒性体质跟其他体质很不一样，因为在体内有寒湿、阳气不足的情况下，手脚容易冰冷，就算在夏天可能也会想来碗热汤暖身，这样的饮食习惯反而能减少夏季贪凉饮冷带来的风险。

尤其小暑、大暑时节，正是最炎热的伏暑天，也是阳气最旺盛的时候。把握这段时间不断为体内加温，多吃助阳祛湿的食材。脾胃一暖，腰腹间的脂肪便不易囤积，就能有效消除顽固的脂肪。

腰腹

▶寒性体质的人在夏季要忌食冰冷食物，冰冷食物易使阳气不能宣通，变生痰湿。

进食生冷食物

▶瘦身期间因为要节制淀粉，晚餐经常以水果取代淀粉，而寒性体质的人夏季瘦身的关键就是要少吃属阴的夏季水果，如西瓜、梨、葡萄、猕猴桃等。

饮食宜忌 ▶寒性体质者因寒湿堆积于脾胃，要少吃生鱼片、生菜沙拉，并注意水分补充。应尽量喝温水，每次不超过300毫升，每天喝2000毫升。可以姜茶取代一般冷饮，生姜能温通行水，通过出汗，将体内寒气逼出体外。

吃 戒掉甜食，改喝赤小豆姜汤养瘦

　　寒性体质的人需要热量来推动阳气，所以这类型的人会比较爱吃甜食或糕点，但常吃甜食会使脾胃运化不良，产生痰湿堆积于体内各处，导致肥胖。特别是月经来潮前及月经期间，因体内激素变化会特别想吃甜食。要满足口腹之欲并同时达到瘦身效果，一定要学会这道赤小豆姜汤。

　　赤小豆虽是甜品，但能够养心、宣通阳气，有养瘦效果，特别能改善经前及经期所造成的水肿。这道汤可放凉喝，每日午茶时间可喝1碗。

赤小豆姜汤

材料 赤小豆50克、红糖30克、生姜3片。

做法 ❶ 先将赤小豆加入冷水煮滚，转小火煮30分钟。

❷ 起锅前加入生姜和红糖煮3~5分钟即可。

功效 赤小豆有养心祛瘀、清利水肿的作用，在月经期间吃可促进子宫血液循环兼排毒。

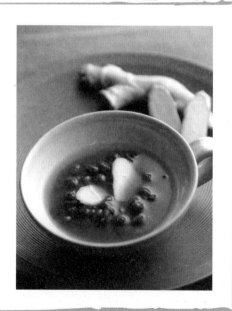

动 天枢和大横，暖腹解冷秘

"冷秘"是阳气不足、胃肠蠕动功能不良，而无力正常排便所造成的便秘，吃高纤维蔬果也不易排便，还会有怕冷、小腹隐痛及腹部发凉等阳气不足现象。冷秘属于寒性体质的便秘。

找穴 **天枢穴**：在肚脐左、右两侧3横指处；**大横穴**：在肚脐左、右两侧5横指处，与天枢穴平行。

做法 每天早、中、晚各按压1次，每次按摩5分钟。先用大拇指同时用力按压天枢穴5分钟；再取大横穴，以同样方式按压5分钟。按摩前5分钟先喝1杯250毫升的温水。

功效 天枢穴属足阳明胃经，为气之枢纽，有宣通阳气、缓解便秘及燃烧腹部脂肪的功效。大横穴属足太阴脾经，穴位下方对应上、下结肠，刺激此穴位可推动肠道排除宿便。

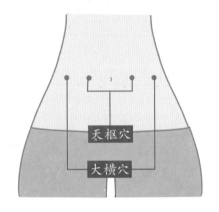

天枢穴

大横穴

休 早晚晒太阳，为瘦身打基础

夏季气温高，日照时间长，是阳气旺盛的时节。最好的日晒时间为胃经当令之早晨7~9时，或者脾经当令之早晨9~11时。借助天阳之气提升体内脾胃阳气，可促进新陈代谢。

高温期养瘦小秘方

玉米美人茶

材料 玉米须（鲜品或干品）约100克、白术15克。

做法 将玉米须及白术洗净，放入1500毫升的水中滚煮20分钟即可饮用。

功效 玉米须性味甘平，入肝、肾、胃经，有利尿消肿、降脂化痰的功效；白术有补脾胃及祛湿的功用。两者在夏日合用，能清暑解渴，消肿瘦身，适合每天当开水饮用。

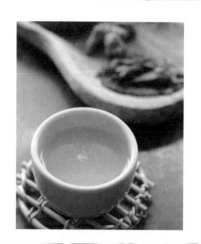

吃 吃对淀粉，食量大也不易胖

许多寒性体质者在月经周期的高温期时，因体内气血由阴转阳，激素功能活跃，胃口变得更好，若不吃淀粉就不易有饱腹感，反而越吃越多。而玉米正好可以解决这个问题。

玉米属夏季盛产的食材，虽是淀粉，却能增加饱腹感，且含有大量膳食纤维，能够润肠道、排肠毒，也有利尿功能，能够消除水肿，是寒性体质者理想的瘦身食材。

夏季非常适合把玉米当瘦身主食，每天吃一根；而用玉米须制成的茶饮，更能有效消脂瘦身。

动 腹式呼吸，排除脾胃浊气不变胖

脾胃阳气不足时，吃得不多，肚子却鼓鼓的，除了身体不舒服，小腹看起来还特别大。学会腹式呼吸，排除脾胃浊气，让胃肠正常蠕动，不易变胖。

做法 ❶ 起床及睡前各1次，盘腿坐立，双手掌心相叠盖住丹田。

❷ 闭着眼睛，慢慢深吸一口气，约5秒钟。

❸ 用鼻子以1秒钟1次的频率从腹部吐气，双手可感觉肚子用力往内缩，约20次。

功效 双手放置丹田，有温暖气血的功用，短而有力的吐气能刺激胃肠，促进排气，连续做两个星期，效果非常明显。

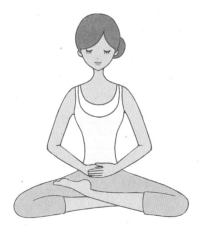

休 蹲一蹲，提升下半身肌耐力及代谢率

老是坐着，很容易让脂肪堆积在臀部及腰部。寒性体质的人因为怕冷，会习惯性地全身缩在一起。其实只要调整一下姿势，就能轻松御寒兼瘦身！

做法 蹲下后跮起脚尖，重心向前，并以双手环抱住腿，静静休息1分钟。缓缓站起后，轻轻抖动双脚以帮助血液回流。每天睡前重复3次。

功效 下蹲时，可训练双腿肌肉张力、弹性及肌耐力，提升下半身基础代谢率。这样不仅可使远离心脏部位的下肢血液循环加快，下半身也较不易堆积脂肪，还能减轻心脏负担，减少心血管及心脏疾病。

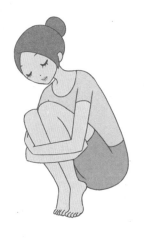

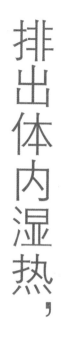

夏日的湿热气候，对热性体质者来说非常难受。这时想运动瘦身却又因为容易流汗，而只想躲在空调房内，又想喝冷饮来消暑解渴。不过，这样不但不能为身体散热，寒凉食物郁积在体内，易化成湿热，变成脂肪。

夏日的瘦身重点以排出体内湿热为原则，运动要避免过多的肌力训练；饮食宜保持清淡，避免重口味及烧烤食品，也要适时喝些温通的消脂茶饮，避免胃肠化生湿热。另外，要尽量减少待在冷气房内的时间，免得无法正常散热，水分瘀积在体内造成水肿。

容易肥胖部位

腰部、内脏
▶夏日气候湿热，热性体质者若无法适应环境又特别喜欢吃冰品，腰部就会变胖，内脏堆积脂肪。

常见瘦身失败原因

爱喝冷饮，脂肪堆积
▶热性体质者若只知道少量多餐，却不知道选择正确的食物，反而会因为缺乏燃脂的动力而便秘，造成毒素堆积而变胖。

饮食宜忌

宜多吃健脾胃、助消化的食物，如扁豆、薏仁、冬瓜、空心菜、苋菜、芹菜、苦瓜；多吃清热解毒的食物，如绿豆、西红柿、黄瓜、莲藕等。要戒掉重口味调味料，少吃辛辣、过油或冰凉食物，以免伤及胃肠，降低消化能力。

薏仁赤豆山楂粥

材料 薏仁50克、赤小豆50克、山楂2片、砂糖少许。

做法 ❶ 薏仁、赤小豆洗净后，泡水1小时。山楂洗净、泡软后切碎。

❷ 将所有材料加入约5杯清水，放入电锅煮40分钟，起锅时加入适量砂糖即可食用。

功效 薏仁性味甘淡微寒，有利水消肿、健脾祛湿的效果；山楂能去除体内湿热；赤小豆有利水消肿、健脾胃的功效。

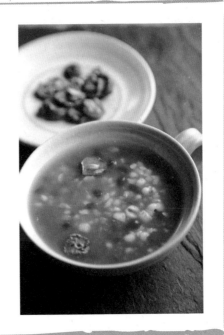

吃 清淡少盐助代谢，清除水肿及脂肪

经期来时，由于肾气不足又受夏季湿热气候影响，容易有烦躁、便秘、长痘等上火症状，也容易有水肿、腹胀、腰围变粗的情况。这时饮食必须清淡少盐，避免食用钠含量过高的加工食品；少吃肉，多吃有利水祛瘀作用的粥品以增加饱足感，加速脂肪代谢。每天早餐吃一小碗温热的粥，连续吃两星期至一个月。

动 按压曲池穴散热，不吃冰品更消暑

炎热的天气很难让人不吃冰品，尤其爱吃肉的热性体质者更爱一口

肉配上一杯冰啤酒。啤酒性寒，热量也高，一喝就让人腹胀、胃胀。要消暑、祛痘美颜、清除体内湿热，就要时时按压曲池穴。

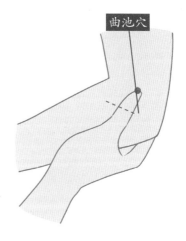

曲池穴

找穴 屈肘成直角，当肘弯横纹尽头处即为**曲池穴**。

做法 按压时有酸痛感，可以用拇指或中指指腹顺时钟方向按揉，每次1~3分钟，每日按摩1~2次。

功效 曲池穴是手阳明大肠经之合穴，为大肠经经气合于脏腑之处，是调节大肠经湿热的要穴，有泻热清火的作用。按摩此穴一段时间后，会觉得手臂有酸麻胀热之感。

休 热水泡脚，以热除热

要排除体内湿气，最好的方式是以热除热。热性体质者在瘦身期间不建议多食辛辣，可以用热水泡脚，补养身体，促进代谢。

做法 每天睡前用温水泡脚，泡15~20分钟，让身体散热排汗。

注意 避免在潮湿的地方泡脚，也最好不要开空调，以免风邪及水汽乘虚而入。泡脚后喝一杯凉开水，为身体补充水分。

高温期养瘦小秘方

（月经来潮第14~28天均为高温期）

祛湿消脂茶

材料 车前子5克、山药5克、陈皮3克、枳实3克、厚朴3克。

做法 将上述药材加水800毫升，煮成600毫升后当茶饮用。1天内饮用完。

功效 山药是补肾气、健脾胃的常用药材，在食补中也很常见。这道茶饮味道清淡，陈皮、枳实、厚朴有除胀消脂作用，车前子、山药活血利水，能预防水肿、便秘。

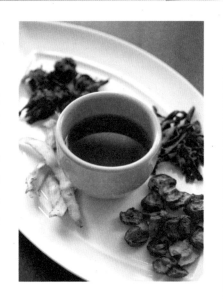

吃 祛寒湿，促循环

夏日难免多吃冷饮，若又加上熬夜和压力，体内就会形成寒热错杂、脾胃湿热的状况。这时不仅分泌物会变多，腹部也会变大。白带、腰酸、腹胀都与脾肾有关；热性体质者夏季特别容易出现腹腔血液循环不良的现象。要避免腹部脂肪堆积，就要补养肾气，促进腹腔血液循环。

动 敲打承扶穴，河马臀变成蜜桃臀

肌肉结实、体型壮硕的热性体质，若长期坐在办公室内，再加上缺乏运动，容易导致臀部下垂，下半身连同腹部肿胀肥胖。

这类肥胖是无法通过抽脂改善的。每天敲打承扶穴可以排出体内湿热，促进排便，还能缓解局部肌肉张力，让河马臀变为蜜桃臀。

找穴 **承扶穴**：位于人体大腿后，左、右臀下臀沟的中心点。

做法 ❶ 按摩时先屈腿正坐，找到穴点，将食指、中指、无名指指腹放在穴位处按压，以有酸胀感为宜。

❷ 再起身用拳头敲打承扶穴，每秒1次，力度稍强，每次左、右各1~3分钟即可。

功效 承扶穴位于膀胱经上，敲打此穴可刺激膀胱经，清除湿热，并排出宿便，让臀部塑形。

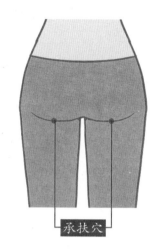

承扶穴

休 拉筋促代谢，不熬夜，不吃消夜

好动烦躁是热性体质者的特征。虽然喜欢运动，但因为肌肉较结实，且一活动就容易流汗，较不适合长时间的剧烈运动或健身房的重力训练。若从事户外运动，最好选择早晨或傍晚，骑脚踏车、快走、游泳均可。

注意 运动后一定要加强拉筋，帮助乳酸代谢完全，肌肉才不易肿胀，运动完也不宜马上进食。三餐宜保持清淡，定时定量。经常熬夜者，下班后若肚子饿，可以吃小米粥等易消化的食物，但别在临睡前摄入高热量的油腻食物。

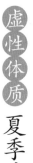

虚性体质

夏季瘦身重点

补气排湿兼补心，衣裤小一号

易中暑及怕热的虚性体质，夏日的瘦身重点是要不断帮身体补气，以提升新陈代谢，加强燃脂能力。夏日湿气重，若不将体内湿气排出体外，人很容易倦怠，补气效果也不好。脾胃为气血生化之元，因此饮食方面忌食生冷，宜少食多餐，还要多补充温开水及有利水效果的食物，以防脾胃虚寒，造成全身水肿。

虽然适当运动有助提升基础代谢率，但对虚性体质者来说，过量的剧烈运动及加重身体负担的劳动都会耗伤心血，导致过劳。因此，除了补气排湿外，还要补心，让身体抗疲劳的能力提升，才能加速瘦身。

容易肥胖部位 ▶

下半身
夏日湿气重，虚性体质者要快速排出体内湿气并不是件容易的事，因此下半身肥胖很常见。

常见瘦身失败原因 ▶

脾胃功能差
炎热的季节让人没有胃口，吃生菜沙拉或单一水果瘦身会让虚性体质者脾胃运化湿气的功能更差，造成水分调节不畅、四肢松软、下半身水肿。

 饮食宜忌 ▶

再怎么没有胃口，也一定要吃早餐。早上7~9时是脾胃气血旺盛的时段，要多吃有补气利湿功效的食物，如西蓝花、生姜、薏仁、冬瓜、赤小豆、豆浆、山药等。这些食物都要煮过，不可生食。

益母去水茶

材料 生姜3片、赤小豆30克、红糖5克、益母草15克。

做法 将上述药材加水800毫升，煮成600毫升后当茶饮用。1天内饮用完。

功效 虚性体质的人通常喜欢吃甜点，这是因为脾胃功能降低所致。脾胃喜甘，适量吃甜食可强化脾胃功能。红糖有化瘀补血、补脾的功用；益母草、生姜、赤小豆能补血散寒，改善水肿。

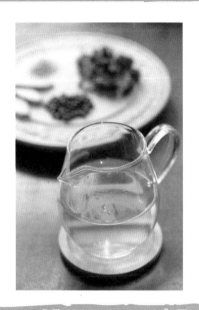

吃 活血散寒湿，战胜夏日水肿

夏季是女性瘦身的大好时节，但不少女性朋友一到生理期，就会感觉瘦身效果变差，甚至觉得有复胖的趋势。这是因为月经期间内分泌出现变化，体内容易堆积多余水分和废弃物。要改善这种状况，可以多喝活血散寒湿的中药茶饮来减轻水肿。

动 以穴位运动代替过劳运动

闷热的天气有碍体内气血循环，让身体感觉沉重。对虚性体质的人来说，气血本来就虚弱，因此穴位按摩对于平日没有运动习惯的人来说，不但能改善脏腑功能，而且也不会因为突然增加运动量而造成身体疲劳。

找穴 ❶**合谷穴**：在手拇指第一个关节横纹正对另一手的虎口边，拇指屈曲按下，指尖所指处。

❷**太冲穴**：在脚第1指与脚第2指间向后的位置，肝火旺者按压会有酸胀疼痛的感觉。

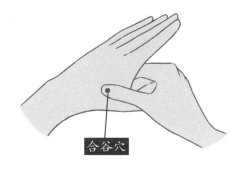

合谷穴

功效 以手指或圆锥形工具轻轻压住按揉，每天2次。先按摩太冲穴再按压合谷穴，每次各5~10分钟。太冲穴位于肝经，能泄肝火；合谷穴既能补气又能清大肠之热。

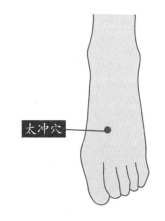

太冲穴

休 温和的肌力训练，休息时也能轻松燃脂

　　肌肉松软的虚性体质者最适合通过温和的肌力训练来为身体补气。夏日及疲劳的时候不建议再加重身体负担，可用矿泉水瓶装水当哑铃，每天进行5~10分钟轻量的举重练习，增加身体肌肉含量，让新陈代谢速度变快。连续做一星期肌力训练就能够加快身体新陈代谢。

绿生脉饮

材料 党参3克、麦门冬6克、五味子3克、绿茶茶包。

做法 将药材洗净后放入茶叶袋内，加入800毫升滚热开水与绿茶包1~2包，一起焖煮5分钟即可饮用。

功效 生脉饮为虚性体质者夏日补气、预防中暑常用的中药处方，加入绿茶增强补气祛湿的功效。最佳饮用时间为每日早餐后，每次250毫升，提神消肿效果佳，午后也可适量补充。

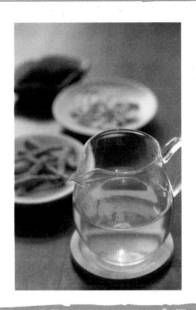

吃 多喝水，提高夏日瘦身成效

千万别因为怕水肿就少喝水，如果身体处于缺水状态，反而会降低热量消耗的速度。除了温开水，还可以选择有清热利湿作用的蔬果汁，或者有补气祛湿效果的茶饮。

动 刮胃经消水肿

长时间待在空调房中，冷空气会在夏日形成"外寒"而闭塞毛孔，另外冰冷食物会在体内酿成"内寒"，两者都会造成经络不通，导致气血循环变差，代谢失衡。刮痧、拔罐、按摩、推拿可疏通经络，每天在胃经位置施术，可增强虚性体质者的脾胃运化功能，有效排出体内寒湿，消除水肿。

做法 ❶用指关节或刮痧板刮痧。

❷从大腿偏外侧1/3处、膝盖以上至腹股沟处，由下往上刮。

❸速度不要太快，稍微用力，以自己可接受的力度为主，每边刮痧5分钟。

❹每天起床后及洗完澡后刮痧，刮痧前可先涂抹乳液或精油帮助润滑。

功效 下半身肥胖的人，胃经基本都会呈现阻塞的状态，刮痧时可能会出现一团团的脂肪或不疏通的气结。这都代表平日饮食不正常，消化能力差，若勤刮胃经则能排出体内毒素。

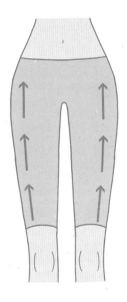

休 每天泡澡，告别下身胖

新陈代谢欠佳又不适合剧烈运动的虚性体质者可试试被动式的排汗法——泡澡。夏日水温不宜过热，在温度与人体体温接近的水中加入促进代谢的药材，效果自然加倍。

材料 艾叶10克、当归2片、带皮生姜2片。

做法 将药材放入茶叶袋中，放入一小锅水煮滚10分钟。把茶叶和茶叶袋倒入浴盆，加入温水，泡澡10~15分钟。泡澡后将脚抬高，促进腿部气血循环。

功效 艾叶有温通十二经络的功效，当归行血，生姜通阳祛湿。这些药材温和而不刺激，其中当归、艾叶所含的精油经过热水挥发而出，有稳定情绪、疏通气血的功效。

人体若长期处于气滞血瘀状态，将会导致组织缺血；细胞处于"饥饿"状态，人体会加速老化与变胖。让瘀阻的气血畅通，是瘀性体质者的瘦身重点。夏日炎热且雨水多，空气湿度增大，汗液无法顺利排出体外，就容易阻碍气血运行，气血郁阻则化火，导致五脏六腑津液不足，血液运行不畅。

在日常生活中保持心情愉快，适时纾压，尽量避免长时间待在冷气房内，还要随时补充水分，这些都有助于改善气血运行。每天坚持适量的运动，让身体微微出汗，也有助于排除体内多余湿气。

腰背部

▶ 湿热的环境阻碍气血运行，容易导致腰背部堆积脂肪。

错误进补，作息不正常

▶ 因气血阻滞，人就容易健忘、头晕，以为是气血不足所造成，于是拼命吃补气药材，结果反而更容易造成气机不畅、上火便秘。

最好多吃行气活血的食物，如桃仁、油菜、黑豆等以促进气血循环。黑木耳能降血脂、排宿便。以红酒取代啤酒等酒精性饮料，能改善血液循环。要少吃盐和味精等调味料，避免血液黏稠度升高，加重血瘀。

低温期养瘦小秘方 （月经来潮第1~14天均为低温期）

祛瘀姜楂茶

材料 山楂10克、生姜3片、红糖30克。

做法 将山楂冲洗干净，放入砂锅或瓷锅，加入1000毫升热开水，加入生姜、红糖约煮30分钟即可。

功效 姜楂茶有温经散寒、化瘀止痛、养血活血的作用，经期使用可祛瘀血、促进血液循环，平时饮用也有通便消脂的作用，对消除腹部瘀滞特别有效。

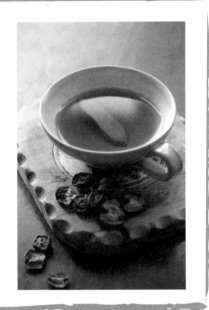

吃 要打通身体瘀滞，首先打通小腹瘀滞

女性常见的体内瘀滞大部分都位于人体中焦（三焦是中医六腑之一，又名"决渎之官"，为上焦、中焦、下焦的统称；中焦指上腹部。）的脾胃及小腹的子宫处，常食生冷及熬夜，会让体内气血凝滞，使全身血液循环变差。头痛、手脚冰冷及痛经、月经夹血块等症状都是身材即将变胖的前兆。

动 三阴交祛瘀，塑造美丽曲线

瘀性体质的人因为血液运行不畅，腿部容易静脉曲张，尤其夏季气候炎热，更会导致下肢肿胀、肥胖。每天坚持做下半身运动，能促进血液循环，使气血通畅。按摩三阴交也能达到运动下肢的效果。

找穴 **三阴交**位于小腿内踝处往上约4横指处。

做法 每天早上9~11时是脾经经气最旺盛的时候，此时可以大拇指揉摩按压，每次15秒，每回做10次。

功效 三阴交穴是调节肝、脾、肾三经的要穴，时常按摩可促进下肢血液流通，帮助塑造优美腿形。

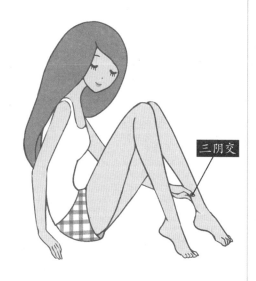

三阴交

休 改变生活作息，绝对不熬夜

　　调整生活和饮食习惯，多吃清淡食物、少吃油腻食物、忌食寒凉食物，就能减少血液瘀阻。有熬夜习惯的人要调整生物钟，保持规律的饮食及作息，身体状况才能得到改善。生冷海鲜应忌食，若不小心吃多了，最好以温水泡脚，可暖肾强身，排出脾胃湿气，避免水肿。

高温期养瘦小秘方

（月经来潮第14~28天均为高温期）

丹七活血茶

材料 丹参10克、田七10克、玉米须5克。

做法 将材料放入茶叶袋中，加入500毫升水，以大火煮沸后熄火，待5分钟，将渣滤掉，饮用其汁。

功效 丹参功同四物汤，有活血的作用，能促进血液循环，平衡内分泌；田七可活血化瘀；玉米须可利尿消肿，对静脉曲张及下半身肥胖有很好的改善效果。

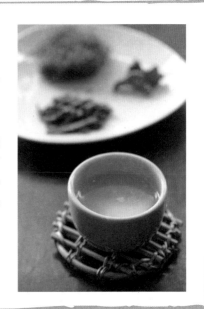

吃 活血通经控制食量

变胖不只是吃多动少的问题，夏日炎热的气候可使人情绪焦躁，反而大吃大喝。高温期时胃口较好，除了应减少淀粉和冷饮的摄取外，还要多喝活血通经的茶饮。经期前2周开始饮用，能改善气血瘀滞。

动 脱掉高跟鞋，按摩后跟穴

长时间坐在办公桌前及空调房内，很容易让脚部水肿。这时应脱掉高跟鞋以松弛腿部肌肉紧张，同时按摩后跟穴，促进气血循环。

找穴 **后跟穴**：位于肝经、肾经、脾经交会处，脚踝后方正中央，脚后跟骨头下端软肉处。

做法 大拇指用力按压后跟穴，有促进血液循环的效果。每天下午、晚上可各按摩1次，每次按摩3分钟，左右脚交替。

功效 后跟穴可加强代谢，促进排水。时常按压，能补肝、脾、肾三经，强健骨骼及小腿肌肉，矫正腿部姿势，让小腿肚不堆积脂肪。

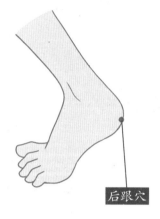

后跟穴

休 起身活动，脂肪不堆积

长期久坐不动，会让血行不畅，尤其女性经期久坐可能会导致经血排出不畅，引起下腹痛、腰痛及痛经，这对女性健康非常不利。建议每隔四五十分钟就站起来活动活动。夏日在空调房内的时间长，最好能每隔50分钟就去户外动一动。

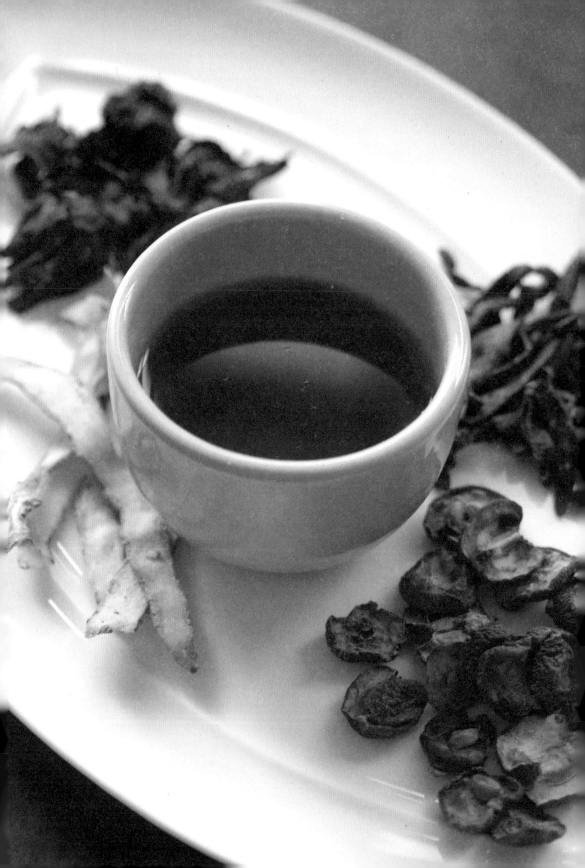

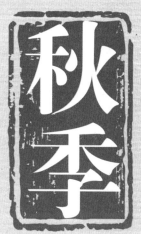

秋季

秋高气爽流汗少，补肺润燥强化免疫力，

不烦不躁才能代谢好

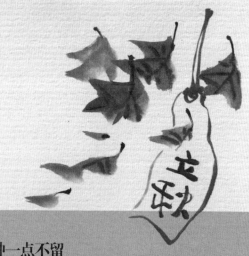

立秋　祛湿排毒，水肿一点不留

处暑　赶走秋乏，祛湿提神瘦小腿

白露　注意保暖收阳气，身暖秋冬不易胖

秋分　由热转凉不乱吃，细嚼慢咽好养瘦

寒露　补充水分抗秋燥，通便消脂又美白

霜降　白入肺，祛寒通阳兼瘦身

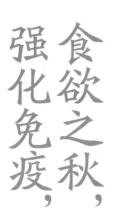

食欲之秋，节气调理

强化免疫，对抗食欲

秋天太过干燥的气候容易伤肺，所以秋天适合补肺润燥，强化免疫力，避免日后脂肪囤积。肺经主宰表皮，与大肠经互为表里，肺与大肠会互相影响功能。养阴润肺，使肺经通调、大肠经络通畅，就能强化免疫力，宿便、脂肪就不堆积。

秋天温度下降，身体需要的热量比较多，因此食量大是正常的。但要避免秋燥之气伤胃，造成气血不足、脂肪代谢不良。在早餐和午餐时应补充蛋白质，以提升胃气，而晚餐胃口大开时则尽量忌口，控制食欲。内养肺，强化免疫力；外强胃，抑制口腹之欲。如此，自然能排除体内的深层脂肪。

养瘦跟着节气走

从立秋开始，气候渐渐由热转寒，空气由湿热转为干燥。这时千万避免恣意节食伤胃，导致免疫力下降，不但容易感冒，皮肤还易干燥脱屑，甚至导致停经。从处暑、白露、秋分、寒露到霜降，此时自然界的阳气渐收，阴气渐长，人体内的阴阳之气也随之变化。

养瘦重点
养肺润燥通二便，滋阴强胃减食欲。

忌 燥伤肺气

秋天干燥，燥邪容易伤肺，会出现肌肤干燥、大便干硬、排便不顺等现象。少吃油炸、香燥食物，多喝温开水以补充水分，少喝咖啡、茶等刺激性饮料。摄取优质脂肪，多吃深海鱼、瘦肉、橄榄油等，帮身体补足阴液。

忌 辛辣伤胃阴

有助阳气宣通的食物，如葱、姜、蒜、辣椒等在秋季必须减少食用，免得伤胃。胃部津液不足，将失去调节体内水分及营养代谢的功能，容易变胖。应选择能助肝气、养肺气的食物，如梨、火龙果、芝麻、核桃、糯米、蜂蜜、牛奶、甘蔗等。

立秋。

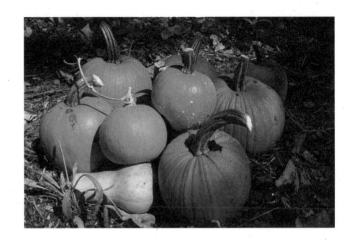

八月八日至八月二十二日

祛湿排毒，水肿一点不留

从立秋开始，虽然进入了秋季，但由于盛夏的余热未消，气候仍然非常炎热，且空气中的湿气仍偏重，依旧是湿热夹杂的时节。所以要排出体内湿气。

依据中医四季养生理论，从秋季开始，自然界阳气逐渐减少，人体内的阳气也随之减弱。运动虽然有助排汗利湿，但从立秋开始就不宜剧烈运动，可多做伸展或甩手运动以练气，帮助行气。千万不能大汗淋漓而耗损阳气。

饮食重点

秋日容易食欲大开，但千万不能为了控制热量，只吃瓜果、蔬菜而造成偏食，甚至完全不进食。要维持正常代谢就必须阴阳平衡，若是刻意忽略鱼肉、鸡肉等优质蛋白质，一段时间后反而容易出现水肿。

大多数瓜类有利湿消肿的效果，但属性多偏寒凉，秋天并不适合多吃，吃多了会伤脾胃阳气。适合秋天瘦身的食物有豆芽菜、南瓜、火龙果等，既富含纤维素又能提升饱足感。

节气减重
速成秘诀!

膀胱经刮痧 —— 疏通水道，不再虎背熊腰

立秋仍是暑邪与湿邪夹杂的节气，湿热邪气很容易存留在体内，影响水分或脂肪的代谢，让身体持续肿胀或便秘。这时候可以通过疏通膀胱经络(功能为调节水液)，来清除体内的热毒及湿气。

找穴 **膀胱经**：位于脊椎两侧。

做法 ❶在背上涂乳液或精油以减少摩擦，用刮痧板或陶瓷小匙刮痧。

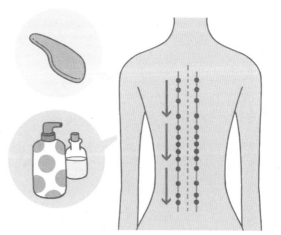

❷刮痧的位置在背部肌肉最厚实的地方，也就是脊椎两旁、膀胱经的位置。

❸依照膀胱经的循行方向，从颈部由上往下刮，不要太用力，慢慢地反复刮15次左右即可。刮完后喝一杯250毫升的温热开水以帮助排毒。

❹洗完澡后睡前刮，热性、瘀性体质者每隔1天可刮1次；寒性、虚性体质者每3~4天刮1次即可。

功效 足太阳膀胱经是运化水湿，调节身体水液代谢的重要经脉之一，这个经脉通畅了，不仅水肿会逐渐改善，背部脂肪也会随之减少。

处暑。

八月二十三日至九月七日

赶走秋乏，祛湿提神瘦小腿

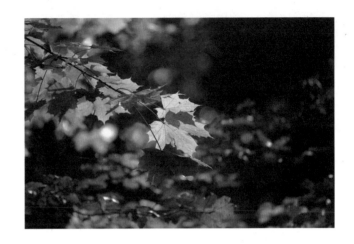

在处暑时节，空气中的湿气渐渐消退，取而代之的是较为干燥的空气。不过天气偶尔还是会很炎热，正是俗称的"秋老虎"时节。

寒性、虚性体质者平时新陈代谢就欠佳，在阳气渐收敛的情况下，更容易感到疲惫，这种现象称为"秋乏"。热性、瘀性体质者则因湿气堆积于脾胃，容易感到疲乏。平日可增加户外运动量，通过排汗激发体内新陈代谢，但必须注意避免耗伤阳气。建议可选择早晚气温偏凉时慢跑或做伸展操，微微流汗即可赶走秋乏。

饮食重点

秋高气爽容易引发食欲，但吃多了会损伤胃肠且变胖。热性、瘀性体质者多食用柿子、茄子、梨、橘子、银耳、杏仁、芹菜等润燥通便食物。寒性、虚性体质者可适量摄取高纤维的根茎类食物，如南瓜、地瓜、胡萝卜。

平时容易便秘、水肿的人，可多喝绿豆汤排毒消肿。

节气减重
速成秘诀!

拍痧委中穴——排湿调气瘦小腿

委中穴是膀胱经在下肢的重要穴位,在此处拍痧,有排湿及调节气血的作用,可让下半身更显轻盈。

找穴 膝窝中央为**委中穴**。

做法 ❶两腿伸直,坐在铺厚毛巾的地板上。

❷两手伸直置于臀后方两侧,自然地支撑上半身。

❸以每秒2次的频率,快速用双腿膝窝敲击地板,数20秒。

❹膝盖微弯,用两手手心稍微用力拍打膝窝10次。

❺重复❸和❹的动作,共5次。

❻每天晚上洗完澡后做,做完喝250毫升温热开水以帮助排毒。

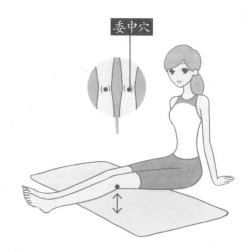

委中穴

功效 毒气或身体有瘀滞,会让身体感到沉重,而且阻塞处特别容易堆积脂肪或造成水肿。肥胖的人身体内累积了许多毒素,在委中穴上拍出的痧毒及瘀血有可能较黑,只要持续拍打委中穴通经络,使毒素与湿气排出体外,身体就会越来越有精神,小腿也会变纤细。

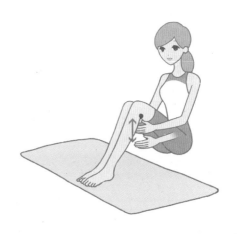

白露。

九月八日至九月二十二日

注意保暖收阳气，身暖秋冬不易胖

这个节气已经能明显感觉到秋天的凉意。白露过后，日夜温差加大，人体的血压波动也增大，心血管疾病发生率增加，平日要保持清淡的饮食及平稳的情绪，以免引起与肥胖相关的病变。

热性、瘀性体质者爱喝凉水，但因秋季阳气逐渐减少，所以白露过后更要减少接触冷饮的机会，避免阳气受损而无法提升新陈代谢，加速脂肪堆积。寒性、虚性体质者要严加保暖，特别是睡觉时注意不要露肚脐，若寒气伤了胃肠，免疫力便会降低，秋冬时节就会很困难。

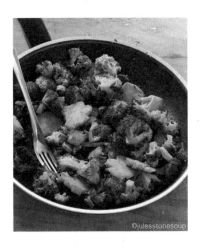

©julesstonesoup

饮食重点

从白露开始，人体因阴液不足便易上火，出现口干舌燥、皮肤及嘴唇干裂、便秘等现象。秋季应肺，因此白露时节要注意养肺，应多吃清热滋阴的食物，如梨、银耳、蜂蜜、百合、枸杞、萝卜、豆制品等；富含维生素C的绿叶蔬菜，如芥蓝、菠菜、西蓝花等也有润肺效果；肺与大肠相表里，津液充足，也能改善秋燥引发的排便不畅。

寒性、虚性体质者阳气不足，必须适当进补，避免燥邪损伤阳气。每天起床含1片西洋参，或用2~3片西洋参泡水代茶饮用，有提振阳气、促进代谢的作用。

节气减重
速成秘诀!

脚底涌泉穴敛阳法

肥胖的人下肢阳气不宣通。天天按摩脚底,尤其是脚底心的涌泉穴,有提振阳气的作用。身体一暖,气血就随之活跃,不知不觉中就能变瘦。

找穴 **涌泉穴:**位于足底,足趾跖屈时,约当足底(去趾)前1/3凹陷处。

做法 ❶以手大拇指画圆按压涌泉穴。按压10次后休息1秒,共按压20次,换另一脚重复相同动作。

❷在傍晚5~7时肾经当令的时间按压,更能事半功倍。

功效 脚上分布着人体6条重要经脉,且因下肢离心脏较远,血液回流最差,毒素代谢较慢。按压脚心有助于促进气血循环,防治下肢水肿。

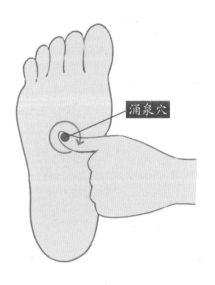

涌泉穴

秋分。

九月二十三日至十月七日

由热转凉不乱吃，细嚼慢咽好养瘦

秋分时节昼夜等长，阴阳对等，气候也由热转凉，阴气渐盛、阳气内敛，气候变得干燥。

热性、瘀性体质者会出现口干舌燥、情绪烦躁及排便不畅的症状，避免暴饮暴食、贪食冷饮及熬夜，才能提升机体免疫力。寒性、虚性体质者要做好体内保暖工作，贪吃生冷食物或夜间睡觉露肚子会使寒气直中脾胃，使脾胃阳气变得更加虚弱，身体调节水分及湿气的功能失调，就会胀气，吃不下饭却变胖。

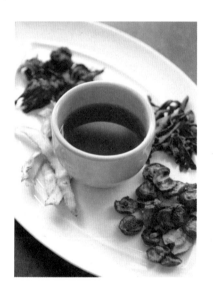

饮食重点

秋分节气中有一个重要节日即中秋节。这段时间亲友团聚共享佳节，聚餐的机会很多，但每餐都乱吃很容易让瘦身效果大打折扣。寒性、虚性体质者吃烤肉时，要尽量挑选热量较低的肉类，如鸡胸肉、里脊肉，舍去烤肉酱，以柠檬汁或蒜末、姜末调酱油取代；餐后以陈皮泡茶喝，能迅速消脂。热性、瘀性体质者在吃肉前可先食用蔬菜，如南瓜、青椒、洋葱、丝瓜等，可滋润胃肠，避免上火；吃肉时也要少蘸烤肉酱，以生菜包裹肉片食用，避免脂肪堆积。

节气减重
速成秘诀！

抿嘴叩齿养脾胃

现代医学研究显示，狼吞虎咽者比细嚼慢咽者容易变胖。这个动作一方面能使食物与唾液充分混合，有助消化，可减少胃肠负担，不伤胃气；另一个关键点，就是这个动作能刺激大脑的饱腹神经中枢，达到抑制食欲、帮助瘦身的效果。

找穴 **地仓穴：** 位于嘴角外侧，上对瞳孔。

做法
❶ 上下两排牙齿张合、轻轻叩击10次后休息1秒，重复5次。

❷ 待口中唾液涌出，以舌头漱洗牙龈及牙齿，吞咽唾液。

❸ 以两手中指按压嘴角两旁的地仓穴。以每秒1次的速度按压，重复50次。

❹ 每日三餐饭前操作效果极佳。

功效 经常叩齿，能催生帮助食物消化的唾液。唾液是天然消化酶，能帮助减轻胃肠负担。而地仓穴是足阳明胃经穴位，经常按压有调节胃经气血的作用，可以抑制食欲，减少脸部细纹。

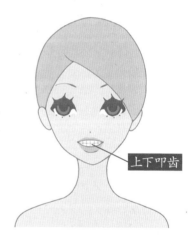

上下叩齿

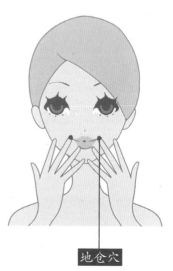

地仓穴

寒露。

补充水分抗秋燥，通便消脂又美白

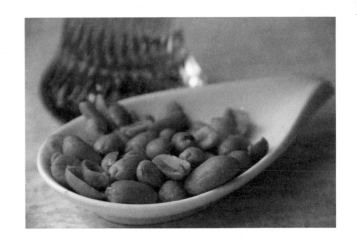

秋天过了一半，在寒露这个节气就能明显感到寒凉的秋意。

寒性、虚性体质者开始感觉手脚冰冷，此时寒凉之邪若侵犯脾胃，就会造成水肿。因秋冬阳气收敛，身体易感疲倦。热性、瘀性体质者易受寒燥之邪侵袭，造成便秘，使毒素堆积体内。因天气转凉食欲更好，**绝对不可暴饮暴食**。

饮食重点

此时空气非常干燥，而燥邪会侵袭人体津液，让身体水分不足。而水是维持人体正常生理代谢的重要媒介，一定要注意补充。白天多喝温热开水排毒，晚上可喝些蜂蜜水以润燥，防止秋燥引起的便秘。

这段时间应少吃辛辣、烧烤食品，以免上火并诱发食欲。应多吃酸、甘甜、滋润的食物，如梨、蜂蜜、甘蔗、牛奶、银耳、百合、莲子、核桃、花生、黑芝麻等，可起到滋阴润燥的作用。

节气减重
速成秘诀！

按压小腿通肠法

　　人体下半身有一些穴位及经络，对排毒通便非常有帮助，特别是位于小腿之上、胃经循行的那一段。足阳明胃经属多气多血、气血皆旺的经络，要排毒必须保持气血通畅，足三里、上巨虚、丰隆等穴能调节脾胃气血，又能补气润燥，去痰通便。

找穴 膝髌骨外侧凹窝往下，沿胫骨外侧至脚踝处，就是**足阳明胃经**在小腿部的循行路径。

做法 ❶由膝盖往脚踝方向，以双手大拇指按住，往下徐徐推压。

❷按压时若感觉有阻塞或酸胀感，就是气血阻塞之处，可多按压几次。

❸每次按压5分钟。

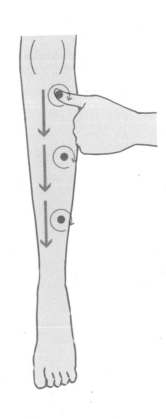

功效 《黄帝内经》云："阳明者，五脏六腑之海，主润宗筋。"每天按摩小腿外侧，能强壮筋骨，调节胃经气血。对内有排除五脏六腑毒素、通便降脂的效果。久按可使气血充足，还有美白肌肤的作用。

霜降。

十月二十三日至十一月六日

白入肺，祛寒通阳兼瘦身

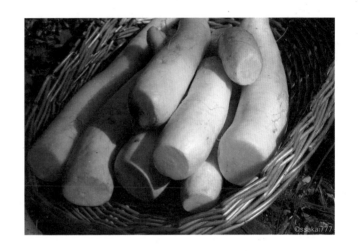

霜降是秋季的最后一个节气，这时日夜温差变大，白天温度也变低，胃肠功能容易减弱；加上天冷食欲增加，很可能加重脾胃负担而变胖。

进入寒冬之前，持续瘦身的秘诀就是提前进补。寒性、虚性体质者重在固表，提升免疫力，应多吃补气食材及加强有氧运动。热性、瘀性体质者应注意润燥，避免因上火而导致热量不能代谢，直接转变成脂肪。

饮食重点

霜降节气气温下降，气候寒冷又干燥，热腾腾的火锅与市售热饮都很受欢迎，人体也因此容易摄取过多热量。俗话说"补冬不如补霜降"，饮食应以润燥养胃为原则，少吃生冷坚硬的食物。

寒性、虚性体质者可吃苹果、蜂蜜、大枣、芝麻、核桃、山药、洋葱、荸荠等，以加强润肠通便及脾胃运化水湿的功能。而白色食物如梨、冬瓜、白萝卜、银耳等，在润肺滋阴方面有极佳的效果。

节气减重
速成秘诀!

揉捏带脉瘦腰圈

学生及上班族长期坐着,特别容易在腰腹间堆积脂肪。腰圈部位有一条经脉叫带脉。调节带脉能加快气血运行,改善腰腹部的气血循环,调理痛经、白带等问题。

找穴 **带脉:** 位置就是所谓量腰围的位置。

做法 ❶ 坐姿或站姿,用双手捏起腰腹部肌肉。

❷ 从正面下腹部开始往后腰处揉捏1圈。

❸ 每天揉捏5~10分钟,至腰圈发热微红为止。

功效 除了宿便堆积外,腰腹寒冷、代谢变缓也是脂肪局部堆积、腰圈变胖的原因。这种情况若光节食,只会降低代谢率;光清宿便也无法化解顽固脂肪。宣通带脉气血,为身体进补,就能自然排便,祛寒通阳,有效瘦腰。

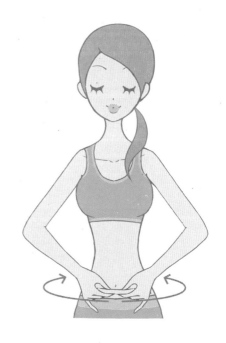

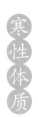

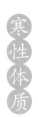寒性体质 秋季瘦身重点

少食多餐白入肺，健脾补肾助燃脂

寒性体质的人，推动体内气血循环的阳气原本就不足，而从入秋开始，日照逐渐减弱，体内的阳气也会跟着减弱。如此一来，手脚冰冷、疲劳倦怠等症状也变得更明显。

寒性体质者秋季瘦身要注意温补，多摄取有燃脂作用的食材，加强代谢。立秋时节可用姜茶代替白开水温通阳气，祛除脾胃寒湿；秋分之后，天气转燥，辛温的食材吃多了易上火，则要避免。白色入肺，所以应多食用润肺固表、提升免疫力的白色食物。

腰腹
▶气候逐渐变冷，寒性体质者对寒冷非常敏感，腰腹部若受凉造成脾胃失调，就容易变胖。

吃太多寒凉食物
▶秋季盛产螃蟹、柿子等食物，其性寒凉。寒性体质者多食可使脾胃受寒，造成阳气不足。

此时食欲好，可少食多餐。多吃温补肺气的白色食物，如山药、豆腐、百合等；还要适量摄取低热量的优质蛋白质，如鸡肉、鱼肉等。带壳海鲜及柚子属性寒凉，不宜多食。

核桃牛油果奶

材料 牛油果1个、温鲜奶500毫升、核桃10克。

做法 ❶ 先将牛油果切半，取出果核后切块。

❷ 加入牛奶、核桃后打成汁饮用。建议每天下午茶时间或晚饭前30分钟饮用，补充能量并消除疲劳。

功效 牛油果的脂肪含量虽然高，却属于不饱和脂肪酸，有助燃脂。配上能润燥补气的牛奶，可清解经期虚火，缓解便秘，安定情绪；而核桃入肾，在低温期能改善疲劳。

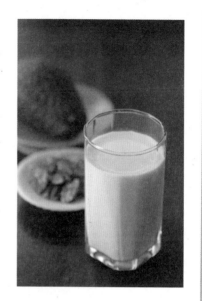

吃 吃对好油，滋润身体助燃脂

寒性体质者特别怕冷，虽然还未进入严冬，却比其他体质更容易囤积热量和脂肪。月经周期的低温期因激素作用，更容易囤积脂肪于小腹及大腿，所以月经来时可多摄取含不饱和脂肪酸的优质油脂，以避免脂肪堆积。可食用有滋阴补血作用的牛油果，搭配清热润肺的牛奶及滋补肺肾的核桃，可改善寒性体质且又不会造成脂肪堆积。

动 饭后按压足三里，降食欲、消水肿、调脾胃

人体腿部有许多穴位与下半身的水分调节有关。中医有"脾能运化水湿，脾气虚弱则生湿，水湿不运则泛溢肌肤"的理论。脾胃强健，机体就不易水肿。

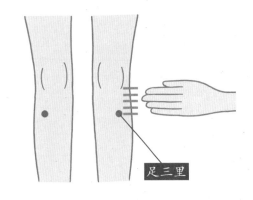

找穴 足三里：约在外侧膝盖下方凹陷处，再往下约4指并拢的位置处；

血海穴：约位于膝盖内缘顶端往上2寸的位置。

足三里

做法 每天早、中、晚饭后30分钟各按压1次，每次按摩5分钟。用大拇指一次按摩1个穴位。按压时会有微微的酸胀感，一次按压10秒，每穴约按10次。

血海穴

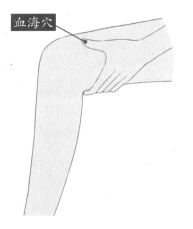

功效 足三里与血海穴为下肢调理脾胃的要穴，三餐后按摩能使气血流通，减少局部脂肪堆积。饭后经常按压足三里，有助于降低食欲；但若饭前按压，反而会增进食欲。

休 泡脚养肾，边休息边燃脂

入秋后，寒性体质者气血循环不佳，低温期阴气盛，易犯懒，脂肪也容易堆积。试着泡泡脚，能够激活肾气，促进气血循环，有助燃脂。

白天盐泡：在38~40℃的温水中加入两大匙粗盐。盐味甘咸、性寒，归肾经，能通肾经，促进代谢，利水消肿。泡脚时将水淹至小腿肚最佳，每次泡15~20分钟，之后轻轻按摩脚跟及小腿肚。

夜间姜泡：将老姜或生姜拍扁后放入茶叶袋，加入38~40℃温水中。姜能通经散寒，祛湿通阳。晚上7~9时肾经经气较弱，此时泡脚能大补肾经气血。每次泡15~20分钟。

高温期养瘦小秘方

（月经来潮第14~28天均为高温期）

燃脂绿蜜茶

材料 市售绿茶包1~2包、蜂蜜1汤匙（约25克）。

做法 将绿茶包放入500毫升热水中浸泡10分钟，取出茶包，加入蜂蜜搅拌均匀后即可饮用。

功效 绿茶有清热解毒、利水消肿的功效，燃脂作用强。虽然其性质偏寒，但若加入蜂蜜，能中和寒性，消除疲劳及饥饿感，还能促进排便、加强排毒。

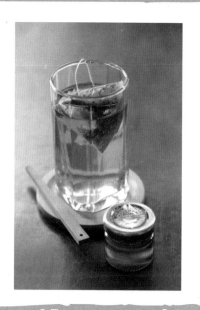

吃 喝茶燃脂，降低食欲消水肿

在食欲亢进的高温期，寒性体质者应利用这个阶段多摄取有排毒作用的食物。可每天喝1杯红茶，1次250毫升，分两次喝；午饭后30分钟或运动前30分钟饮用，能加速消脂。但这是高温期的瘦身饮品，月经来时气血较虚，就不适合饮用。

动 按压天枢穴和水分穴，有效控制食欲

经常按压天枢穴能促进脂肪代谢，对避免腹部脂肪囤积特别有效，还能促进胃肠蠕动，防止便秘。水分穴为调节水湿的要穴，能抑制食欲，对进食寒凉食物而导致的肥胖特别有效。

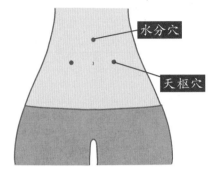

水分穴

天枢穴

找穴 **天枢穴**：在肚脐左、右两侧各1个，3个横指处即是；**水分穴**：位于肚脐上方1个大拇指位置处。

做法 ❶ 先用大拇指同时左右用力按压天枢穴，顺时针方向画圆5分钟。

❷ 再找出水分穴，顺时针方向画圆按压5分钟。按摩后喝1杯250毫升的温水。两穴于每天早、中、晚饭前30分钟各按压1次。

休 贴墙通经，补肾消肿

　　以背部紧靠墙面能矫正体态，使督脉保持畅通；而肾主骨，脾主四肢，背部贴墙能使大腿肌肉紧绷，加强肌耐力，有效激活脾胃之气及肾气，预防经前水肿，改善腰酸。

做法 ❶ 找一平稳墙面，两脚并拢、两手伸直靠墙，将后背紧贴墙面后，屈膝并慢慢蹲下。尽可能保持姿势不变约1分钟。

❷ 慢慢起身，身体仍贴紧墙面，双手向天花板方向伸直并抬高手臂，靠紧墙面约1分钟，保持深呼吸。

❸ 重复以上动作5次。

功效 只要每天花5分钟时间贴墙，就能促进全身气血畅通，边休息边燃脂消肿。

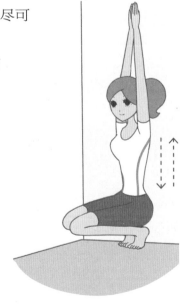

三阶段饮食法，先排后补瘦更快

秋高气爽的宜人天气，会让许多人食欲大增，尤其热性体质者更容易在秋季吃得过多而变胖。

要改善这些症状，热性体质者秋季就必须润肺滋肾。而中医认为"肺与大肠互为表里"，所以润肺也会缓解热性体质者便秘的症状。

 容易肥胖部位

腰圈及胃
▶ 干燥的气候让排便更加困难，加上食欲大增，瘦身难度加大。

 常见瘦身失败原因

无法克制食欲，不当肌力训练
▶ 好动的热性体质者最喜欢通过运动来瘦身，但运动过度的结果往往会造成脏腑虚劳，代谢力减弱。

 饮食宜忌

▶ 干姜、麻油、米酒等食材对于热性体质者来说过于辛温燥烈，容易生湿助热。应尽量多摄取有清热排毒作用的高纤维蔬果，如菌类、瓜类、菠菜、西蓝花、胡萝卜、梨、苹果等。另外，白色食物入肺，有滋阴清热效果的白木耳也适合。

低温期养瘦小秘方 （月经来潮第1~14天均为低温期）

薄荷梅茶

材料 腌制梅子1颗、薄荷叶3克、红茶茶包1包。

做法 将所有材料放入，加入500~750毫升滚烫热开水，冲泡1分钟后待温，即可饮用。

功效 梅子有助消化和生津止渴的作用。薄荷红茶有消水肿、助排便的作用。可每天早上当开水饮用。

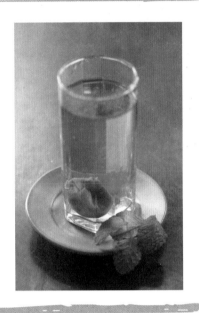

吃 多吃高纤维食品，润肠通便

热性体质者容易受干燥气候影响而产生燥热的症状。再加上经期气血流失，身体处于虚热状态，口渴时可交替饮用温开水及薄荷梅茶，既润燥消肿又促进排便。

动 交替运动与按摩丰隆穴，加速消脂

运动有加速新陈代谢、快速燃烧脂肪的作用，但若是三天打鱼，两天晒网，反而会启动体内的"冬眠机制"，使身体快速吸收营养，以补充热量。对于没有时间运动的上班族，配合穴位按摩才能加速消脂。

找穴 **丰隆穴**位于外膝与脚踝的中间点，胫骨外侧两横指宽处。

做法 脚弯曲正坐，以拇指按压穴位，觉得有酸胀感即可。每边各按压5分钟，早、晚各1次。

功效 丰隆穴是足阳明胃经的络穴（十二经脉分出络脉的部位），有通调脾胃的功能。每天按摩丰隆穴，能增强下半身肌肉耐力，加速代谢，起到消脂的作用。

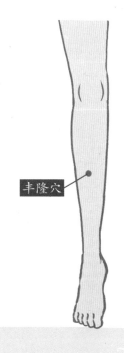

丰隆穴

休 先吃菜再吃肉

　　热性体质者每日三餐应当坚持远离煎炸及重口味食物，如炸鸡、烤肉、辣椒、麻辣火锅等。

　　饭前30分钟可先喝一杯温开水或一碗热汤。然后再依次进食蔬菜、鱼肉、鸡肉、五谷杂粮。每次吃饭都要细嚼慢咽。睡前若肚子饿，可以喝温热的低脂牛奶或无糖豆浆增加饱足感，并滋润脏腑，改善胃热。

消火润燥高纤汤

材料 银耳20克、菊花3克、枸杞10克、红枣5颗。

做法 ❶ 将银耳洗净，泡水备用。

❷ 将银耳与菊花、枸杞、红枣等一起放入电锅中，加入适量水，煮成甜汤饮用。可加些蜂蜜调味。

功效 银耳入肺，为秋天润燥的好食材，在胃肠道内会膨胀，可增加饱足感。菊花清热润燥，还有降血脂作用；加入枸杞、红枣能促进气血循环。每天至少喝1碗，早上可当早餐食用，抑制食欲效果好；晚上吃，排毒通便效果好。

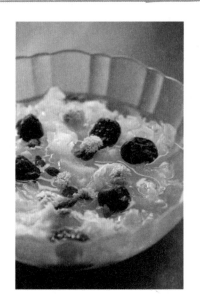

吃 消减法，先排后补促循环

月经结束后马上就进入瘦身冲刺期。血脂高、内脏脂肪多、肌肉厚实的热性体质者要坚持饮用润燥消火的秋日进补茶饮，以清除胃热，抑制食欲。

动 敲敲后背，促进代谢

随时敲敲后背的脾俞穴与胃俞穴，不但能松弛背部肌肉张力，促进血液循环，还能平衡脾胃气血，促进代谢。胃俞穴及脾俞穴皆位于膀胱经，有将脾胃湿热通过膀胱排出体外的作用。

找穴	**脾俞穴**、**胃俞穴**皆位于人体背部。**胃俞穴**：位于人体背部，第12胸椎棘突下、左右旁开2指宽处；**脾俞穴**：位于人体背部，第11胸椎棘突下、左右旁开2指宽处。
做法	用拳头轻敲后背脊柱，从两侧肩胛骨下至腰，就是脾俞穴与胃俞穴的位置。每天早、中、晚饭后30分钟各轻轻敲打1次，每次约3分钟即可。

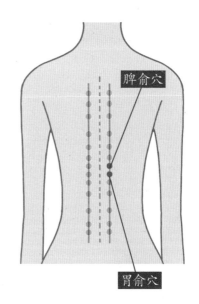

脾俞穴

胃俞穴

休 运动后吃糖补脾，有效降低食欲

　　运动之后，热性体质者可以补充热量以减轻怠惰感。脾主四肢，运动后30分钟内脾经气血旺盛，可适当补充葡萄、苹果或米粥以补气血，减少饥饿感。微甜入脾的天然蔗糖有抑制食欲、消脂的效果。

收敛滋养不耗气，有氧运动抗皱纹

秋季瘦身重点

入秋后天气转凉，食欲容易旺盛。虚性体质者应把握时机储备营养，补足气血。饮食起居、运动锻炼等都要以收敛滋养为原则。秋季仍要特别注重脾胃的调养，但深秋寒露之后，身体启动防寒机制，吃下肚的每一份食物都容易转换成脂肪，囤积在体内。

另外还要加强肺与肾的调养，避免脏腑津液不足，导致皱纹。

容易肥胖部位

肥胖部位易出现皱纹

▶ 秋天干燥的气候让虚性体质者体内津液严重不足，可导致脂肪过分堆积的部位，在皮肤表层出现皱纹。

常见瘦身失败原因

过度节食，乱服减肥药

▶ 入秋后食欲变好，代谢不良的虚性体质者容易变胖。过度节食或乱服减肥药只会让新陈代谢更差，不但瘦不下来，反而伤及脾胃，甚至产生心悸、焦虑、失眠等气血失调的症状。

饮食宜忌

▶ 虚性体质者可适当进补以改善体质。食物进补以热量偏低、不油腻的鸡肉及鱼肉为主。因气候干燥，辣椒在秋日要减少摄入，以免上火，可以大蒜取代。另外，要多吃白木耳、杏仁等润肺食材。

山神愈疲茶

材料 山楂10克、洛神花5枚、陈皮5克、玉竹5克。

做法 将所有材料洗净药尘，加入约1500毫升的滚水煮15分钟，去渣后加入适量黑糖调味，两天内喝完。休息1天再继续喝。

功效 山楂能消肿祛瘀，洛神花益脾胃，陈皮化痰利气，玉竹补气生津。该茶饮能补气养血，有助于排出体内毒素，对瘦身非常重要。

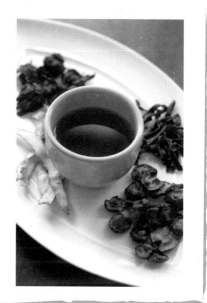

吃 补气消脂，秋日瘦身不犯愁

秋日为五脏六腑气血收敛的时节，虚性体质者更易导致气血不足。用中药茶饮补气养血，能缓解经期前后不适，提升瘦身效果。

动 常按环跳穴，内分泌不失调，身体自然瘦

体力不足、疲劳易累又长期坐在办公桌前不运动，脂肪当然全都堆积在臀部。体内气血不足，更有可能导致内分泌失调，脂肪分布不均。不改善作息或体质，只想靠抽脂或溶脂，既伤身又容易复胖。按压穴位改善内分泌，促进气血循环才是王道。

找穴 站立并将臀部夹紧，两个臀部最凹的地方，近髋关节处就是**环跳穴**。

做法 用大拇指或其他指关节向下按压，画圈按摩会有强烈酸胀感。每天按压，早、中、晚3次，每次按3~5分钟。

功效 环跳穴为补气壮阳的穴位，有排出体内水湿、加速新陈代谢的效果，按压一段时间可消除局部堆积的脂肪。

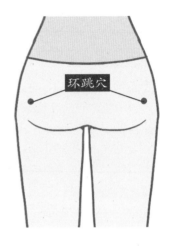

环跳穴

休 缓起小技巧，燃脂效果加倍

秋日作息宜早睡早起，有补养肺气的作用。但是虚性体质者要注意起床不宜过急。早晨睡醒后可躺5分钟，再缓缓起身，避免气血紊乱。

起身后喝一杯温热白开水，并养成排便好习惯，先将代谢废物排出体外；之后从容地更衣、洗漱，吃早餐宜细嚼慢咽，可使人一整天都精力充沛。

肥胖无痕茶

材料 黄芪5克、当归3克、菟丝子3克。

做法 将上述药材加入滚水800毫升，煮成600毫升后当茶饮用。1日饮用完。可间断饮用。

功效 不爱运动又长期待在空调房里，身体所产生的毒素和痰浊就会大量堆积在腹部和大腿部。黄芪补气，当归活血行血，两者相配有温通经络的效果。菟丝子补肾气又润燥，能排出水湿。

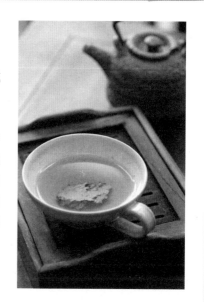

吃 补气润燥，水分代谢更彻底

在日常生活当中，为了避免皱纹产生，一定要控制油腻食物和甜食的摄取量，尤其是饼干、蛋糕等高糖分、精致加工食品。平时还应尽量少喝咖啡、酒精性饮料及碳酸饮料，每天至少喝8杯水，辅以补气润燥的茶饮，经期结束后开始喝能让效果更显著。

动 拍打按摩膀胱经，有氧运动抗皱纹

运动是告别皱纹最有效的方法。平时可以多做一些有氧运动，如坚持每天走路30分钟以上，也可以每天爬楼梯。此外，骑脚踏车、跳绳或游泳都可以加快血液循环，促进新陈代谢。若时间不允许，也可简单拍打臀部及大腿后侧的膀胱经，和有氧运动一样有效。

做法 ❶ 站姿，双腿微微分开。

❷ 用右手拍右腿后侧，从后腰至臀部，再到臀下大腿处的膀胱经。

❸ 由下往上拍打，则补气祛湿的效果较强。

❹ 每次每边拍打5分钟，1天拍打3次。

功效 膀胱经是排出湿热、通调气血的经络。时常拍打可促进血液循环，燃烧脂肪，预防皱纹生成。但是不可以刚开始就过度用力拍打，以免造成气血瘀滞，轻拍1分钟后再加强力度、循序渐进，才能起到燃烧脂肪、雕塑线条的效果。

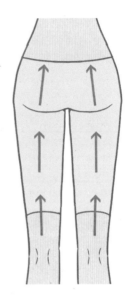

休 冷热交替，冲澡促代谢

虚性体质者晚上气血更虚，这时千万不要以为吃消夜可以补充体力。此时脾胃已经进入休息状态，多余的食物热量会转变为脂肪，堆积在腹部及臀部。

晚上睡觉前，不妨在洗澡时先以冷、热水交替淋浴，并有节奏地按摩和拍打脂肪较厚或有皱纹的部位。每天5~10分钟，就可以有效促进血液循环，加速脂肪分解。

改善体内瘀滞，调和脏腑快速瘦

　　血得温则行，深秋后要注意早睡，并多穿衣服保暖，保持身体温暖以提升代谢。日常生活中尽量保持动静结合，不可因懒惰或太专注于工作而忘了运动，否则会加重气血瘀滞。

容易肥胖部位

臀部、脸部或颈部
▶ 忽冷忽热的气候让气血更易瘀阻，容易胖在臀部、脸部或颈部，并产生皱纹或肥胖纹。

常见瘦身失败原因

气血瘀滞不通畅
▶ 秋燥之气易伤胃，并阻碍人体代谢，使气血瘀滞。如此即便是抽了脂，也会复胖。

饮食宜忌

不宜过食辛辣和燥热食品。因秋天气燥，辛燥食物容易使身体瘀滞更为严重。肥肉、奶油、鳗鱼、蟹黄、蛋黄、巧克力、油炸食品和甜食等会导致血脂升高，影响气血运行。要解秋燥可多吃莲藕、百合、西红柿、银耳等。

低温期养瘦小秘方 （月经来潮第1~14天均为低温期）

当归川七鸡汤

材料 乌骨鸡1只（或鸡胸肉200克）、当归15克、川七粉5克、生姜1片。

做法
❶ 把乌骨鸡洗净并装进砂锅，再放入洗好的当归、川七、生姜。
❷ 锅中加入适量盐和清水（清水要没过乌骨鸡），放入电锅蒸煮1小时，等鸡肉烂熟之后即可食用。

功效 当归、川七都是行血祛瘀的药材，有改善记忆力和睡眠，以及消除疲劳、抗抑郁的效果。月经期喝，尤其能排除体内毒素；平时喝则有通畅气血的效果。

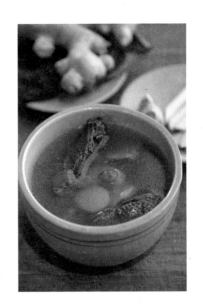

吃 调和脏腑，快瘦慢老

月经刚结束时，把瘀血和恶露排干净，有助于气血通畅，再吃些补肾润燥的食物，就能起到吃补和养瘦的作用。若没有乌骨鸡，也可用去皮鸡胸肉代替，更清淡，还有调和脏腑的效果。

动 拍打血海穴，振奋精神循环好

想要维持好身材，一定要让体内的气血运行无阻。觉得疲劳时，为了振奋精神，可试着用双手轻拍脸颊或肩颈。

找穴 **血海穴：**位于膝盖内缘顶端上方2寸处。

做法 ❶ 使用拍痧棒或手掌，在血海穴处进行或轻或重的拍打。当身体觉得特别疲劳时，以慢节奏轻轻拍打3分钟。

❷ 在运动过后或烦躁、上火时，拍打节奏可稍微快些，力度也要大些，每次大约拍5分钟以上。刚吃饱或饥饿时不可拍打。

功效 拍打血海穴有舒经活络、促进血液循环的功用。

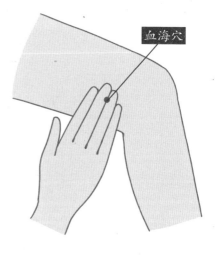

血海穴

休 善用夜生活通气血

　　瘀性体质者多半是因为工作压力大、过度劳累，而造成体内气血瘀滞不通；还有一种情况是生活过于安逸，不劳动也不爱运动，也就是说，过于安逸的生活会加重体内瘀滞。

　　瘀性体质者晚餐后千万不要窝在家里看电视。天气好时宜出门散步、快走，转移对食物的注意力。而晚上入睡时间勿超过12时。

高温期养瘦小秘方

藕粉银耳露

材料 银耳30克、市售莲藕粉10克、冰糖适量。

做法 将银耳泡发、加水后，放入果汁机绞碎，放入电锅中炖熟。将藕粉与冷水调匀，倒入锅中与银耳一起搅拌均匀，焖煮5分钟后，喝之前加适量冰糖调味。

功效 清凉的饮品可以解除秋燥。银耳如同燕窝，有滋阴润肺的效果；藕粉则有祛瘀生新、补益气血的功用。在瘦身期间可当早餐或下午茶，每天喝1小碗，不但有饱腹感，还能排毒养颜，加速脂肪代谢。

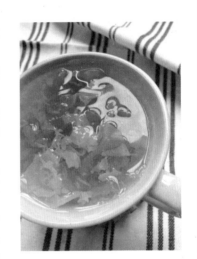

吃 多吃银耳和莲藕

明明吃得少，也运动，怎么还是会胖？当体内气血瘀滞久了，血液循环不畅，体内毒素就无法完全代谢。五脏六腑得不到滋养，势必造成身体代谢功能退化、基础代谢率低下。月经结束后就可以疏通经络气血了，除以中药调理外，在秋日每天喝藕粉，也有润燥祛瘀的功用。

动 拉筋伸展，以通为补

每当感觉气血不畅、脸色暗沉、身体僵硬时，最适合按摩肩颈及背部。只要疏通背部督脉及调整骨盆位置，瘀滞情况即可获得改善。时常伸展背部、调节督脉及膀胱经，有疏通经络、加速燃脂的作用。

做法 ❶双脚微展开并站立。

❷双手十指扣住，往上拉筋伸展，需要时踮起脚尖，维持1分钟。

❸维持双手姿势，往右弯曲并拉筋30秒，再往左拉筋30秒。

❹回到原姿势并往上拉筋1分钟。

功效 督脉好似气血运行的高速公路，伸展督脉能通经活络，促进代谢。而伸展、拉筋能调节骨骼，矫正姿态，让气血运行无阻，美化肌肉线条，促进燃脂。

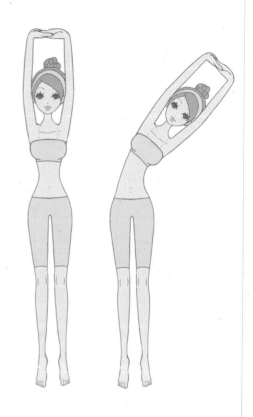

休 避免压迫，睡前缓解瘀滞

　　喝酒熬夜、久坐不动、工作紧张，都是使经络阻塞、代谢变慢的原因。再加上时常穿高跟鞋或姿势不良等，更容易造成腹部及盆腔血液循环不良。

　　除了多运动，休息时也要注重姿态，不让骨骼有变形机会。每晚睡前，在后腰处放电热毯或热水袋，加温约5分钟，能加快局部气血循环。身体逐渐温热后，稍微侧身并伸展和拉筋，觉得左侧僵硬就往右侧伸展，反之亦然。每天调节经络气血，有助于改善瘀滞。

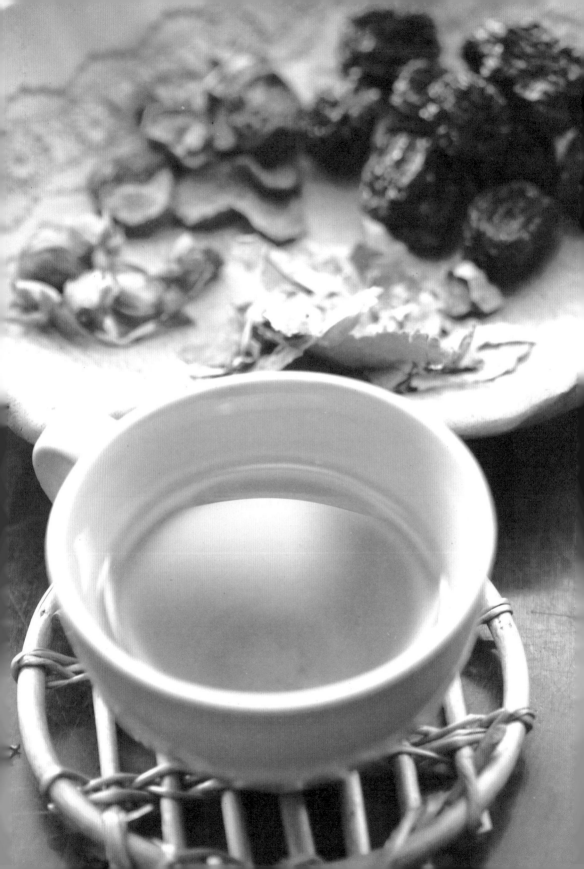

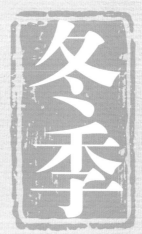

冬季

冷为万病之源，暖暖身体更易瘦，
寒冬补足肾气就能调出精气神

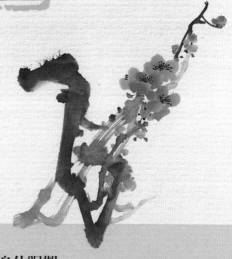

立冬　温和补肾，对抗瘦身休眠期

小雪　欲补先清，补阳不留脂

大雪　气血双补黑入肾，打造冬季易瘦体质

冬至　培阳补气，以通为补，少食多餐慢慢瘦

小寒　补阳壮肾，对抗瘦身休眠期

大寒　补肾疏肝，春天更享瘦

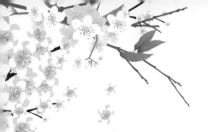

冬季补肾强阳，补出好身材

 STEP 1 补肾强体质

 STEP 2 强阳保恒温

冬日天气寒冷，热量消耗快，但也饿得快，再加上岁末节庆聚餐机会多，难免摄取过多热量。不仅如此，这个季节进补机会变多，身体也因为御寒，特别容易储藏热量，比其他季节更容易囤积脂肪，一不注意就会变胖。

寒冷时，身体必须消耗更多的热量，来维持体温与体内正常循环，消耗的热量其实比夏天还多；但也因为寒冷会导致新陈代谢率降低，消耗多余热量的速度也变慢。而且为了保暖、维持正常生理机能运作，冬天的脂肪合成速度比夏天要快。加强运动及饮食调节，才能有效减缓脂肪合成速度。

养瘦跟着节气走

冬季进补强调通过"补肾藏阳"来达到调养效果。立冬开始就要进补，进补适宜就能强壮体质，反而有利于瘦身。冬至至小寒时节阳气渐苏，这段时间应特别注意活动筋骨，以促进血液循环，让局部脂肪无处囤积。

养瘦重点

进补护肾气，封藏养阳气。促进新陈代谢，冬日瘦身不倦怠。

忌 寒冷伤肾又伤阳气

寒主收涩，寒冷的气候会让气血运行缓慢，五脏六腑的功能及新陈代谢也较为低下。跟着节气调养进补，可以抵抗寒冷对身体造成的伤害。但要避免摄取过多性味偏寒的食材，免得损伤阳气。也应注意身体保暖，避免寒气直接侵犯腰、腹、臀、下肢等气血循环不良之处，导致局部脂肪难以消除。

忌 过食五味必伤五脏

中医理论认为，食物的酸、苦、甘、辛、咸称为五味，分别对应肝、心、脾、肺、肾这五脏。不同的味道虽可养不同的脏器，但若五味不平衡，也可能会引发疾病。如过食酸性食物容易导致肝火克伐脾土而影响消化功能；过食咸味则可造成肾气过盛而克制心气，引起肾脏及心血管疾病。冬季虽是进补的最佳时节，但若恣意大吃大喝，不但会造成肥胖，还会让身体加速老化。

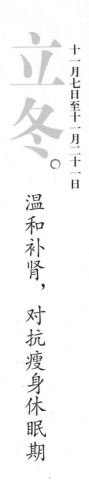

立冬。

十一月七日至十一月二十一日

温和补肾，对抗瘦身休眠期

立冬是冬季的第一个节气，也是传统入冬进补的开始。

寒性、虚性体质者特别需要进补；而热性、瘀性体质者则要注意进补食材的选择，性味较温热的羊肉要少吃，因为立冬的燥气仍然很重，在燥气转寒的阶段，不可吃得太油腻而造成便秘。

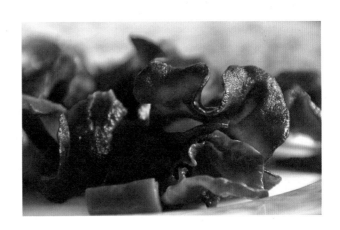

饮食重点

立冬进补不可盲目，寒冷天气特别容易令人食欲大增，为避免过量的饮食造成胃肠负担，餐前20分钟可喝杯温开水或热汤，有"引补"的效果，一方面在食物入口前能润滑消化道，有暖胃气的作用；另一方面还可以增加饱足感。

羊肉较适合寒性、虚性体质者，有温补肾阳的作用；热性、瘀性体质者可以选择黑色入肾的食材，如黑木耳、芝麻等，避免燥热而上火。

节气减重
速成秘诀!

四肢伏地补肾法——气血通畅吃补也不胖

冬日气候寒冷,寒邪易阻碍经络之气运行,造成气血不通,建议以规律的运动来活血通经。剧烈运动会造成体力透支,通过静态的伸展活动能调节经气,才能减少过量食补所造成的负担。

做法

❶ 上身挺直,屈膝跪地后,缓缓坐下。

❷ 双手向上举起并伸直,靠紧耳朵,停留10秒。

❸ 保持坐姿,双手仍然伸直,慢慢往前趴下,胸、腹部紧贴大腿,额头轻触地,掌心贴地。

❹ 停留10秒后放松身体,缓缓起身。

❺ 重复❶~❹的动作3~5次,至身体微微发热。

功效 人体腹部属阴,背部为阳,在每天早上及睡前伸展背部,能激发阳气、温通经脉。使胸、腹部紧贴腿部能刺激胃经,改善胀气、消化不良、胃肠蠕动不佳等状况。

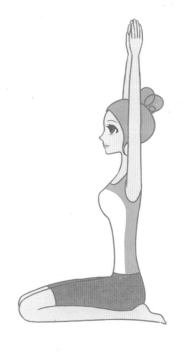

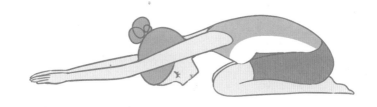

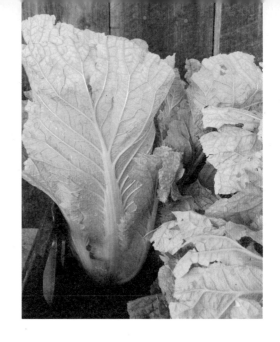

小雪。

十一月二十二日至十二月六日

欲补先清，补阳不留脂

小雪为冬季的第二个节气，也是气温明显下降的时节。寒邪之气容易伤人阳气，寒性、虚性、瘀性体质者易出现局部或四肢冰冷的状况。

除了通过食补暖身外，平时也可做甩手、伸展操等缓和的运动，睡前可用温水泡脚，促进末梢血液循环。作息方面最好早睡晚起，等太阳完全出来后再起床活动，避免在清晨低温时外出，导致阳气外耗，造成生理机能紊乱。

饮食重点

天气寒冷，虽然适当进补能达到藏养的效果，但盲目进补却会影响脏器排毒。尤其热性体质者常有长口疮、烦躁、便秘等"补过头"的现象，使身体毒素囤积而变胖。

欲补先清，在进补之前要先把体内毒素清除干净，不妨添加甘寒食材，也就是属性偏凉、味道清淡而不刺激的食材。例如在进补的热性食物中添加甘草、茯苓等凉性药材，避免进补后产生燥热。平日饮食可搭配凉性食材，如海带、海参、蜂蜜、芝麻、银耳、白萝卜、大白菜、芹菜等，有进补兼排毒的效果。

搓脚缝调胃法——泻火降食欲，补阳不留脂

天气变冷后，容易出现吃过头或补过头的情况。学会这招搓脚缝调胃法，不但能抑制食欲，还能排除火气，补阳不留脂。

找穴 **内庭穴：** 在足背第2趾和第3趾趾缝的位置。

做法 以大拇指指腹按压在内庭穴上，顺时针方向揉按至有酸胀感，一次约3分钟。早上7~9时按压，有泻胃火效果；也可以找圆钝头的小道具来按摩，刺激效果更佳。

功效 内庭穴的特殊作用就是抑制食欲，因为内庭穴能够泻胃火。食欲旺盛的一个重要原因就是胃火旺盛，胃酸分泌亢进。冬日进补很容易上火，尤其是胃火。刺激内庭穴可将胃里过盛的火气降下来，进而降低食欲。

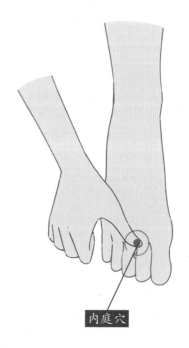

内庭穴

大雪。

十二月七日至十二月二十一日

气血双补黑入肾，打造冬季易瘦体质

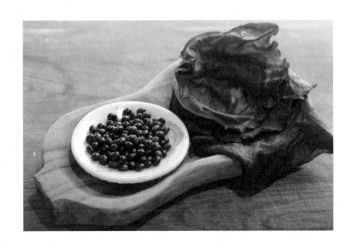

进入冬季第三个节气后，天气更觉寒冷，此时也是进补的好时机。想健康又变瘦，需使体内气血调和。

虚性、寒性体质者因阳气不足，特别容易疲劳，对什么事都提不起劲。这类人要培养良好的生活习惯，生理功能自然不紊乱。热性、瘀性体质者在寒冷气候中容易出现心血管病变或血压、血脂升高的问题。要随时提醒自己补充水分，以防身体代谢失常。

饮食重点

大雪节气后气温更低，白昼更短，阳气潜伏，阴气旺盛。平时气血较弱、怕冷易感冒的人，这个时节为了提升阳气，可多吃葱白。葱白有通阳的作用，用葱白熬汤或直接泡热水饮用，能帮助排汗、促进代谢、避免水肿。

要进补又要保持身材，提补肾气是重点。应多摄取色黑入肾的食物，如黑芝麻、黑豆、黑木耳等。这类食材补而不燥，还有降脂作用。每日早餐食用黑豆浆、芝麻粥或黑木耳露，有进补瘦身的效用。

节气减重
速成秘诀!

大枣美人膏——气血双调兼瘦身

补养气血一定要吃药膳或油腻的东西吗?其实在冬日的瘦身计划中,饮食还是要尽量保持清淡,想要加速气血运行就要吃大枣,同时还能拥有好气色。

材料 市售大枣,一次3~5颗。

做法
❶ 将大枣洗净后去核,捣烂枣肉,放至碗内,加入300毫升水,加入少许蜂蜜熬煮15分钟,使之略成膏状。

❷ 枣肉不易煮烂,也可洗净、划纹后加水;放入电锅蒸煮15分钟,吃枣肉,喝大枣水。

❸ 可每天早餐吃或当下午茶。大枣容易令人有饱足感,有胃部疾病者,或胃时常胀气、消化不良者不可多吃。1天1次,每次3~5颗即可。

功效 气与血的关系密切,承载营养物质的血要靠气的推动来运行。大枣补益气血,还能清除堆积已久的脂肪。

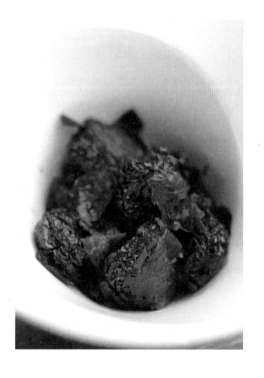

冬至。

十二月二十二日至一月五日

培阳补气，以通为补，少食多餐慢慢瘦

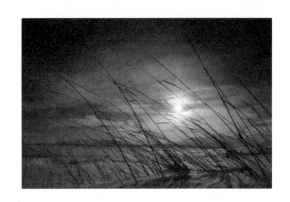

冬至有"一阳生"的说法，意思是说从冬至开始，阳气就要回升了。从冬至开始培阳补气，有助于身体能量的储存，促进气血运行。这个时节容易囤积脂肪的部位包括腰腹部、臀腿部，这些是最难消除脂肪的部位。

此时并不适合补得太急，宜调节饮食、少食多餐，加上伸展和散步，循序渐进地补足肾阳之气。

饮食重点

这个时节要遵循"以通为补"的原则，先清除胃肠湿热。寒性、虚性体质者在进补食材或汤品中，可额外加入白萝卜炖煮，或于餐后吃些生萝卜丝，以清除胃肠湿热，避免脾胃功能失调。热性、瘀性体质者可适量吃些利水清热的水果或蔬菜，如丝瓜、黑木耳、绿豆、甘蔗汁等，少食油腻。

节气减重速成秘诀！

踮脚尖养肾法

树枯根先竭，人老脚先衰，久坐伤筋骨。要有效改善因冬季久坐与暴食所造成的肥胖，就要配合踮脚尖养肾法，以增加排毒功效，促进血液循环，改善身体代谢。

做法
❶赤脚站直，臀部夹紧，先在原地缓慢踮起脚尖10次。
❷踮起脚尖走30步，初次进行时脚力不够或平衡感不好，可扶着墙壁。
❸稍作休息后，可视体力及身体状况重复几次。

功效 久坐不动、气血不畅、缺乏运动会使肌肉松弛、缺乏弹性，造成下肢浮肿。长期下来还会影响腹部和下半身血液循环，引发便秘、下肢静脉曲张及脂肪堆积等。踮脚尖可以促进下肢气血循环，并能锻炼下半身肌肉张力，打造紧实的臀部及匀称的腿部线条。

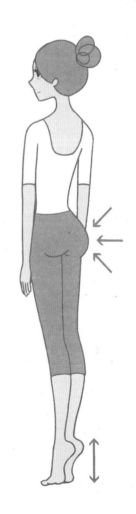

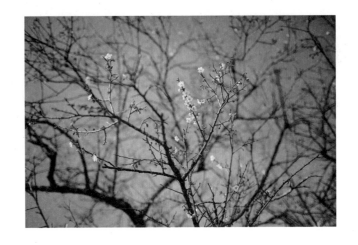

小寒

一月六日至一月十九日

补阳壮肾，对抗瘦身休眠期

一年之中最冷的时节当属小寒。天气冷得让人只想躲着，虽不至于进入冬眠状态，但生理功能会有所减弱。寒性、虚性体质者无论怎么添加厚衣物，身体还是怕冷；热性、瘀性体质者则总是睡眠差，这些都是入冬后阳气不足的表现。

肾主一身之阳气，这个时节最重要的养生原则就是补足肾气，振奋阳气。保持乐观、积极的心态有助于提补肾气。

饮食重点

小寒时值隆冬，正是胃气旺盛、肾阳虚弱的时节，因此饮食方面应少食甘甜入胃的食物，如香蕉、葡萄、甘蔗等；宜适量食用味咸入肾的食材，如海带、紫菜和海蜇，以及黑米、黑豆、黑枣、黑木耳等黑色食物。

寒性、虚性体质者宜补充辛温和宣通阳气的食物，如姜汁、羊肉、葱、当归、红参等，以提升燃脂力。热性、瘀性体质者则应以行气润燥的食物为主，如银耳、陈皮、西红柿、乌梅、绿豆等。

三九瘦身贴——温暖背部通阳气，冬季瘦身不休眠

　　"夏练三伏，冬练三九"，小寒正值三九时节，于背部穴位敷贴辛热药物，可以提振阳气；达到调理体质、抵御寒邪的作用。

材料　市售干姜粉4克。

做法　取4克干姜粉末，与热水搅拌成黏糊状，分为4等份，揉为药丸即可。

找穴　**肾俞穴**：以一手中指按肚脐，另一手在背部找到与肚脐相对的位置，左、右旁开3指处即是；**肺俞穴**：以左手掌根搭于右侧肩膀中间，中指指尖处即是右侧的肺俞穴，另一边取穴方式相同。

做法　将药丸用贴布贴在穴位上，一次30分钟，每5天贴一次，若觉得痒痛则可以取下。

功效　阳气要宣通，肾气就必须充足，肺气也要通达。肾俞穴及肺俞穴都位于属阳的背部，可补肾、提气，加上辛温宣通的干姜，使气血畅通，提升燃脂力。

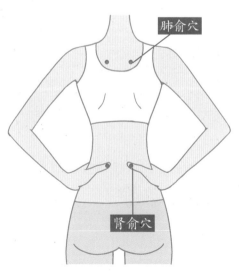

肺俞穴

肾俞穴

大寒。

补肾疏肝，春天更享瘦

大寒是一年的最后一个节气，也是一年中最繁忙的时段。这时特别容易出现上火、胸闷、胃胀、便秘、肩颈僵硬等状况。

"正气存内，邪不可干"，寒性、虚性体质者应安心养性以补肾壮阳，保持乐观心态，肝经气血才不会瘀滞。热性、瘀性体质者除了补足肾气外，还要注意清肝火，多喝温水防便秘，心平气和以防血压升高。

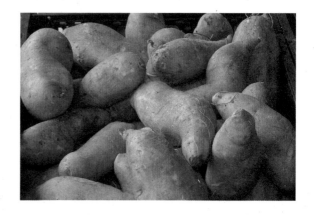

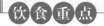

大寒节气是一年当中最容易变胖的时期。热性、瘀性体质者在餐前或饭后可用山楂、决明子、乌梅、陈皮泡水喝，以消除多余油脂，促进新陈代谢。

寒性、虚性体质者适合食用羊肉汤以补肾壮阳，进补时应将多余的油脂过滤掉，避免吸收过多脂肪。饮食中注意用餐的顺序，先吃蔬菜，再吃肉类或海鲜，最后以地瓜取代米饭以增添饱足感，既能控制热量又能排毒。

击脚补肾排毒法——促进代谢，加速燃脂

虽说冬天进补可以调理体质，但现代人普遍营养过剩、饮食太过随意，容易补过头而耗损元气，造成代谢失常。在进入春季之前为身体来个"大扫除"，补肾疏肝又排毒。

找穴 **涌泉穴**：是肾经在脚底的要穴，足趾跖屈时，约当足底（去趾）前1/3凹陷处。

做法 每晚睡前用拳头敲击脚底涌泉穴，以右手敲左脚、左手敲右脚，力度适中，每脚敲50次，自觉脚底微微发热即可。

功效 肾经起于足底，脚是最容易受到寒邪侵袭的部位。脚部的经络与脏腑器官的联结最多，刺激这些经络可疏通全身气血。以敲打脚底的方式通调经络，能促进全身血液循环，促进燃脂。

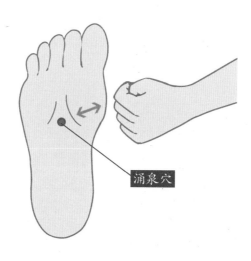

涌泉穴

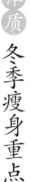

寒性体质

阳气不足难燃脂，去油温补效果佳

冬季瘦身重点

冬季寒冷，为了抵御寒邪，身体就会燃烧脂肪，好增加热量以维持正常生理运作。但偏偏寒性体质者体内阳气普遍不足，燃脂力低下。

既然这样，冬令进补当然不可少，但进补要以温热食材为主，且务必去掉油腻，才能达到提振阳气、快速消脂的效果。要多做伸展、拉筋运动，促进气血流通。

容易肥胖部位 ▶ **臀部及下半身**
寒性体质者脾胃有寒湿，必须依靠脂肪保护，防止热量流失，所以特别容易胖在臀部及下半身。

常见瘦身失败原因 ▶ **阳气不足又剧烈运动**
寒性体质者若为了促进代谢而突然剧烈运动，会加重阳气的耗伤，所以运动方式要循序渐进，通过伸展运动或穴位按摩来培阳补气。

饮食宜忌 ▶ 寒性体质者由于脾胃寒湿、水分代谢欠佳，下半身冰凉且易水肿。因此冬季饮食要避免进食寒凉食物，尽量多摄取黑色入肾的食物，如黑芝麻、黑米、板栗、黑豆、黑枣等。

吃 越补越瘦，补血补肾不补油

寒性体质者身体冰冷，倘若一味吃低热量食物来瘦身，不但无法抵御寒邪，也会因为体内阳气不足而无法顺利瘦身。在这种情况下，将每天摄取的食物热量控制在1000~1400千卡，并摄取补养肾气的食材，促进体内气血循环，自然就会变瘦。寒性体质者适合少量多餐的饮食方式，可让身体随时补充热量。尤其月经来时情绪容易低落，吃点补肾食材，可以缓解症状。

黑枣补肾补血法

黑枣：早餐后吃3颗，或下午茶时段吃3~5颗。

黑枣茶

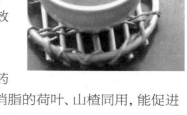

材料 黑枣10颗、山楂3~5片、玫瑰花3~5朵、荷叶丝2克。

做法 将上述材料洗净，将黑枣以外的药材放入茶叶袋中；加水1000毫升，与黑枣一起煮15分钟，放温后当茶饮用。可在午餐及晚餐间饮用，补肾去脂效果最好。

功效 黑枣性味甘温，色黑入肾，是滋补药材，能补肾养血，与行气的玫瑰花及消脂的荷叶、山楂同用，能促进消化及排便。

动 补肾跑步法，代谢佳，不水肿

下肢为肾经循行的部位，每天坚持锻炼腿部，可使肾经通畅、提高燃脂力，拥有美妙的腿部线条。

做法 ❶ 每天早、中、晚各1次，每次10分钟。

❷ 在室内或户外皆可，在阳光下锻炼，补肾助阳的效果更佳。

❸ 原地踏步，两脚举起时呈90度角，两手配合进行大幅度摆动，不宜过快，才不会损伤阳气。

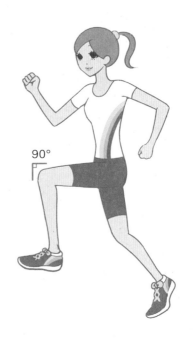

功效 看似简单的动作，却有温补肾气和排毒的效果。肾主骨，腰酸背痛或膝盖无力，都是肾气虚弱的表现。冬天特别容易有这种感觉，就是因为寒邪伤了肾阳，身体变得僵硬，新陈代谢也变慢的结果。时常锻炼腿部，通调肾经，就能提升代谢力。

休 晒太阳，促循环

相关研究显示，一天站5个小时，可减少糖尿病、高血压的发病率。中医认为，良好的站姿能促进气血循环，使筋骨有力，防止肾气提早衰退。冬日背对着日头晒太阳，就是最佳的补阳大法。中午饭后或下午3时左右，在阳光充沛的时段效果最佳，同时慢慢做腹式呼吸约5分钟即可。

高温期养瘦小秘方

简易白通汤

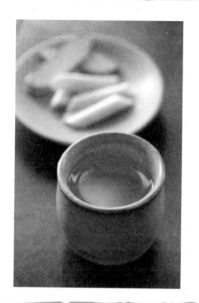

材料 葱白、姜少许。

做法 ❶ 取葱白切段，约5厘米，取5段。生姜洗净后带皮切片，3~5片即可。

❷ 两种材料放入1000毫升热水中，滚煮约15分钟后即可饮用。

功效 生姜去水肿的效果明显，与葱白皆有温通的作用，能逼出体内寒气。寒性体质者时常喝这道热饮，在冬天也能加速气血循环，不但能清除多余脂肪，还能增强免疫力。

吃 提升代谢、温补热身消脂法

手脚冰冷的时候，说明身体气血循环差。辛温通阳的药材能补足寒性体质者的阳气，在高温期加强助阳食材的摄取，可加倍提升燃脂力。

动 打通膀胱经，五脏六腑暖起来

天气寒冷的时候，寒性体质者最容易因寒邪凝结经络、气血不通，出现肩颈僵硬和酸痛。借助高温期打通背部膀胱经，可加快瘦身速度。

找穴 膀胱经：位于背部脊椎两旁。

做法 ❶ 先找到颈椎第7节，低下头，再找到脖子上最突出的颈椎骨。当头部左右转动时，颈椎骨不会跟着转动的地方就是颈椎第7节。此处左、右旁开约3指处，就是膀胱经的位置。

❷ 用圆柱形的按摩器慢慢按压此经络，从颈部到腰部，每次5分钟，每天起床后或睡前按摩。

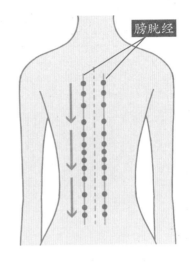

膀胱经

功效 肾与膀胱相表里，有互相调节的功用。当肾气低落时，可通过疏通膀胱经络来补养肾气。背部的膀胱经上有五脏六腑的腧穴，刺激这些穴位能让阳气通达五脏六腑。这些脏腑温暖起来了，身体自然容易瘦下来。

🉐 大风草泡澡，一觉起来继续瘦

寒性体质者比一般人更需要温暖，每日睡前用天然中草药泡澡可有效瘦身。

做法 准备大风草或大风草药浴包（中药房有售），拿出一捆放进锅里，加水煮开，加入洗澡水，水温比洗澡水再热一些。进行全身浴，水位至腰部以上为佳，每天睡前至少泡15分钟，泡至全身大汗。之后喝300毫升温开水以补充流失的水分。

藏阳疏肝储肾气，清温少油消火气

热性体质者入冬后易出现忧郁、焦躁、便秘等上火症状。上火不但容易让人变得暴饮暴食、体形变胖，还会使血压升高。

因此，热性体质者冬季的瘦身重点在藏阳及疏肝。

 容易肥胖部位

腰圈、手臂、肩背
▶寒冬阳气不足，腰圈、手臂、肩背等处便易堆积脂肪。

 常见瘦身失败原因

贪吃冷饮
▶虽然天气寒冷，但热性体质者却喜欢借助冷饮以消除烦躁，反而越吃越胖。冷饮会使阳气郁闭在体内，加重内热，内脏脂肪越长越多。

 饮食宜忌

▶冬日热门的进补汤品，如十全大补汤、羊肉汤等都要尽量少吃，因为这些补品会引发便秘及痔疮。应多吃黑豆、黑木耳、海带等黑色食材及深绿色蔬果；喝水时可适量搭配蜂蜜润肠。

吃 黑豆清热补肾法，解毒又降脂

在低温期，饮食上要添加热量低、不油腻且有饱足感的食物。每日早餐戒掉刺激性强的咖啡，用黑豆浆来补肾清热，或可食用醋腌黑豆以清解油腻。每日饮用可清热降脂。

黑豆浆

做法 ❶ 生黑豆约两米杯，泡水6小时后洗净，加入6~8米杯的水，放入果汁机打碎。

❷ 以细滤网把豆渣滤干净，放入电锅蒸煮20~30分钟即可。

❸ 每日早上喝1杯300毫升的自制黑豆浆或市售无糖黑豆浆。

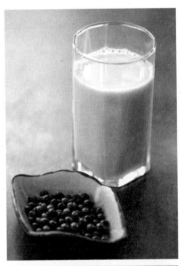

醋腌黑豆

做法 生黑豆先以清水洗净，在水果醋里浸泡一晚。每天晚饭前30分钟吃10颗，能清肠排毒。

功效 黑豆为肾之谷，具有利水消肿、活血解毒的功用。热性体质者多吃可滋润脏腑，消炎降压，软化血管，瘦身降脂。

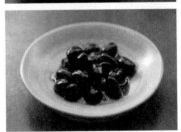

动 敲打胃点穴，脂肪不上身

热性体质者胃火旺盛、食欲好，总是不小心就吃太多；偏偏冬季肾气不足，新陈代谢变慢，吃多了却消耗不了。敲打耳朵上的胃点穴能加速胃肠新陈代谢，身体自然不会发胖。

找穴 **胃点穴:** 位于右耳耳郭中央。

做法 ❶吃大餐之后，先喝一杯温热开水，再反复用中指敲打胃点穴。每次敲打5分钟，早、中、晚饭后各1次。

❷晚上睡前以大拇指及食指掐住耳朵，反复按压胃点穴。力度以微有酸胀感为佳，按压5~10分钟效果较好。

功效 吃多了，最怕热量聚积在体内转变为脂肪。敲打、刺激胃点穴可加快体内新陈代谢，减少脂肪堆积；还能刺激头与面部经络，经常按压会让人容光焕发。

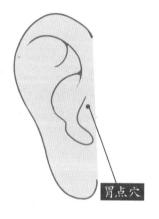

胃点穴

休 睡前喝杯蜂蜜水，防燥润肠又消脂

尽量在晚间11时之前就寝，睡前喝杯润肠水。良好的睡眠是最好的养阴藏阳方法。

黑木耳露

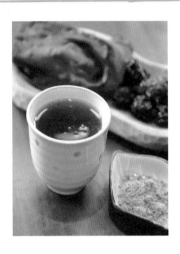

材料 新鲜黑木耳50克、黑枣10颗、黑糖适量。

做法
1. 将黑木耳洗净，黑枣洗净、去核、取肉，放入果汁机，加入适量水搅拌后，切成粗碎片。
2. 倒出黑木耳，将水加满至2000毫升，放入电锅蒸煮30分钟，加入少许黑糖搅拌均匀即可食用。
3. 每天当早餐喝1碗，或下午当点心吃，肚子饿了也可随时吃1小碗。

功效 黑木耳性味甘平，入肝、肾、胃、大肠经，有生精养血、滋补肝肾、滋阴润肺、明目安神等功效，富含纤维素，能在排便时带走体内毒素。

吃 液态补肾，吃多喝多不怕胖

新陈代谢较旺盛的高温期，要多摄取通便消脂又低热量的食材。此时食欲也更加旺盛，以流质食物取代固态食物，能增加饱足感并降低热量的摄入。色黑入肾的黑木耳，是既营养又瘦身的食材。

动 减压通阳甩手法，疏通肝经补肾气

趁着激素活跃、气血充沛的高温期，加强活化体内深层脂肪细胞，是加速瘦身的关键。虽然补肾是冬日瘦身的重点，但因为热性体质者容易上火，因此还要同时疏通肝经，才能让脂肪不堆积。

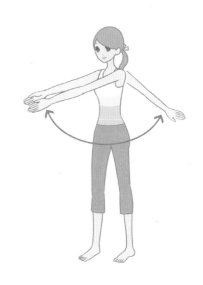

做法 ❶ 身体站直，双脚与肩同宽，手臂同方向前后甩动。

❷ 将两臂抬至肩膀高度，前后、左右、上下甩动，重复至少100下。

❸ 每天早、晚各1次，每次约10分钟，做500~600下。

功效 甩手活动可以通调肩、颈、腋下、手臂之经络及肌肉。时常甩动手臂能顺气通阳，更有活化深层细胞和脂肪的功效。

休 清汤进补养瘦法

　　热性体质者要尽可能把身体毒素排出后再进补，才不会补得上火。高温期机体代谢能力比较好，可选一天休息日实行"清肠补阳禁食法"，清空身体毒素，排出宿便。

清肠补阳禁食法

做法 ❶ 选择休息日进行。前一天少食多餐，只吃蔬果并饮用大量温开水，进行清肠禁食的准备。晚上11时前入睡，睡前喝一杯温豆浆，并在禁食当天睡到自然醒。

❷ 禁食当日只做静态活动。每1小时喝1次温开水，每两个小时饮用富含纤维素的苹果汁、芹菜汁或胡萝卜汁以补充营养；若饿得受不了，可吃片番石榴以维持血糖。

❸ 当日早些就寝，隔天起床先喝一大杯温热开水后再进食，避开油腻、刺激性食物。

冬季瘦身重点

虚不受补避油腻，适量运动，告别下身胖

气血虚弱、有气无力是虚性体质者的特点。因为凡事都怕麻烦，又懒得动，身材几乎没有线条，整个人看起来没有精神。运动只会让身体更虚，为身体加温和进补，脾肾不虚，代谢才能正常。

冬季可适当食用一些热量较高但不油腻的食物来补身，可以进行温和的有氧运动以加强心肺功能，或以轻量的重力训练来增加肌力。

容易肥胖部位

下半身

▶寒冷的天气会让虚性体质者更懒得活动，久坐、久站会使下肢血液循环变得更差，下半身特别容易变胖。

常见瘦身失败原因

单一食物节食或寒性食物减重

▶靠单一食物节食或只靠低热量、寒性食物减重，是虚性体质者冬日瘦身最常见的失败原因。身体能量不足，自然无力推动气血循环，也无法燃烧脂肪。适度进补让体质强壮，加上轻松的有氧运动才有利于瘦身。

饮食宜忌

▶虚不受补，虚性体质者胃肠功能也相对偏弱。冬日进补可增强体质，但是要避免吃得过于油腻或吃太多，免得伤了胃肠，胃口变差反而无法进补。除了黑色入肾的食材，如黑米、黑芝麻、黑枣、板栗、核桃等，补气的人参及有健脾强胃功能的食物（如四神汤等），也是适合的养瘦食材。

低温期养瘦小秘方

（月经来潮第1~14天均为低温期）

补气黑米粥

材料 黑米1/3米杯、白米1米杯、黑砂糖适量。

做法 将黑米1/3米杯、白米1米杯加入3米杯水，放入电锅煮熟后，加入少许黑砂糖搅拌均匀即可食用。经期每天早上当早餐吃一小碗，连续吃1周，可天天吃。

功效 黑米色黑入肾、补血益气，有促进血液循环的作用，是气血虚弱人的最佳补品。但由于它不好消化，所以加入有养胃作用的白米熬煮成粥，能达到补养又不滋腻的效果。

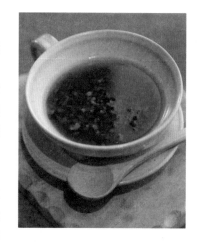

吃 补肾又补气，吃米也能瘦

瘦身期间怕吃淀粉者大有人在，一般人认为淀粉是碳水化合物，很容易使人变胖。这个说法对虚性体质者却不完全适用。虚性体质者脾胃虚，尤其低温期气血更弱，米是补脾胃的好食材，黑米又入肾，吃对了反而有补肾助阳、调理脾胃的作用。

动 拍打脾经，利水瘦下身

气虚不爱运动的虚性体质者，身体脂肪不易代谢，导致臀部和大腿部位的水肿和肥胖。这时可经常拍打大腿内侧的脾经，以促进代谢。

做法 ❶ 拍打时用手掌从脚内踝沿小腿骨往膝盖处拍打，过了膝盖后拍打大腿右前侧1/3处，持续拍打到近腹股沟处，两侧可同时拍打。

❷ 拍打力度不可过重。每天早、晚各拍打1次，每次拍打5分钟。拍打后喝1杯250毫升的温热开水。

功效 脾经主血，刺激局部经络可改善下半身淋巴回流及血液循环，将多余水分排出体外，让腿部轻盈不肥胖。

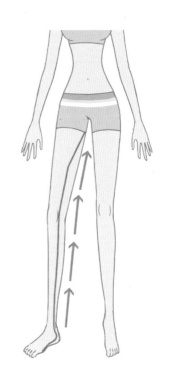

休 睡前环阳瘦身卧，补肾提气促循环

环阳卧是简单有效的补肾方法，对于容易疲劳的虚性体质来说，有大补肾阳、振奋精神的功效。

做法 身体自然躺平，臀部髋关节放松，双腿似环状，两脚心相对贴紧。

保持以上姿势，将双脚缓缓靠近肛门，越近越好。

双手掌心交叉放至小腹丹田处；深呼吸提气后，缓缓吐气，维持姿势，重复呼吸，持续10分钟。

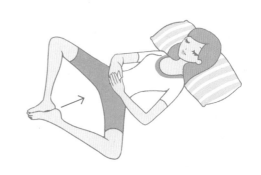

黄芪核桃粥

材料 黄芪15克、核桃仁10颗、米1/3杯。

做法 ❶ 先将黄芪冲水洗净药尘，放入茶叶袋，加入1500毫升水滚煮10分钟。

❷ 将核桃仁碾碎，与米及黄芪水一起放入电锅内熬煮成粥。每天早上吃1碗，可提供一整天的燃脂活力。

功效 早餐食用白米粥能养足胃气，增加饱足感。加入核桃有养肾固精、益智补脑的作用，非常适合虚性体质者在瘦身过程中补充体力。黄芪汤有补气作用，让冬日减脂不减元气。

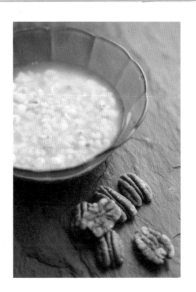

吃 安定心神，冬日减脂不减元气

虚性体质者体内阳气不足，加上工作忙碌、压力大，睡眠不佳，易导致心脾气虚，引起内分泌紊乱，造成月经不调、月经周期缩短。这种状况很容易导致肥胖。

动 餐前按摩内关穴，抑制食欲不发胖

虚性体质者其脾胃消化功能一般都不好，偏偏冬日的严寒又会刺激食欲。改善冬日脾胃阳气不足的假性肥胖，同时抑制高温期旺盛的食欲，餐前按摩穴位效果好。

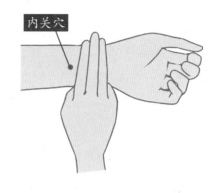

找穴 **内关穴**：位于两手臂内侧、手掌腕横纹中央约3横指处、两筋之间。

做法 用拇指按摩内关穴，稍稍用力画圆按压。10秒为1次，每次按压10下。

功效 内关穴属心包经，可抑制交感神经兴奋，避免胃酸过度分泌而使食欲大增。餐前或餐后半小时按摩内关穴，可有效消除胀气，促进循环。

休 睡前小腿操，内脏不受寒

此操作可降低体内热量的摄取，使机体在睡眠中也能持续燃烧脂肪。

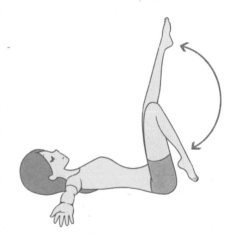

做法 ❶睡前平躺在床上，双手向头部两侧放平，双脚向天花板方向抬起并伸直。均匀呼吸并静置1分钟。

❷左、右脚向臀部弯曲，脚跟交替轻触臀部，缓慢做30~50下即可。

❸放下脚平躺，深呼吸5次后缓缓进入睡眠状态。

功效 冬天瘦身绝不能让内脏受寒，以脚踢臀部有提振足底肾经阳气的功用。

排毒不上火，皱纹不上身

冬日日照不足，阳气收敛，人体新陈代谢趋于缓慢，瘀性体质者特别容易出现气结上火的状况。所以冬季的瘦身重点在于补肾兼排毒。

容易肥胖部位

下半身
▶寒邪阻滞气血，必然导致下半身气血回流不畅，导致水肿。

常见瘦身失败原因

不喝水
▶因为天气寒冷、出汗少，就认为不需要喝水，免得身体浮肿，这是瘀性体质者冬日瘦身的误区。不流汗又不喝水，新陈代谢当然更差。

饮食宜忌

血得温则行，得寒则凝。瘀性体质者气血阻滞不通，时常有口干舌燥等虚热症状，但不可因此而贪吃寒冷、刺激的食物。多吃祛瘀消肿的食材可让气血畅通，反而能改善虚热。例如在正餐中以魔芋取代主食，不但能增加饱足感和膳食纤维，而且有祛瘀消肿的效果，非常适合瘀性体质者。

低温期养瘦小秘方

肉桂黑可可

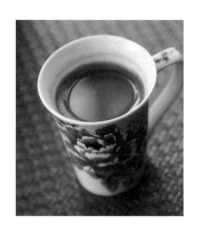

材料 市售无糖可可粉及肉桂粉各3克。

做法 ❶ 取适量可可粉泡成250毫升热可可，加入少许肉桂粉。

❷ 每天早餐后喝1杯，或晚餐后喝1杯，可天天饮用。

功效 美味的可可色黑入肾，有补气温通的作用，不但能满足低温期的味蕾、安定情绪，还有很好的抗氧化效果。肉桂辛温通阳，能大补肾气，去除瘀血、血块，让瘀性体质者冬日手脚不冰冷，下半身不肿胀。

吃 温阳祛瘀，打通任督二脉

外界的低温导致体内热量消耗较多，使人食欲大增。天寒地冻的气候还会伤人肾气。中医认为肾气不足会引起内分泌失调，使新陈代谢变差。这时要补充体内阳气，与其吃高蛋白质、高热量的肉类，不如以温阳补肾的饮品代替。

动 按脸补肾，承浆穴抑制食欲又美肌

冬季长痘痘，有可能是进补太过的结果，也有可能是内分泌失调造成的。脸的状况反映五脏六腑的健康，利用脸上的穴位补肾，也能促进新陈代谢。

找穴	下唇唇沟中央凹陷处。
做法	按摩时，嘴角上扬、微张，找到穴点，用中指指腹适度画圆并按压40次。随时可按。
功效	承浆穴：是任、督二脉的交会穴，也是大肠经与胃经的交会穴，联结女性的卵巢和子宫，按压可有效调节内分泌。月经来时按压能促进代谢、抑制食欲，还有美肌效果。

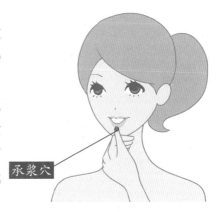

承浆穴

休 带脉塑身法，温补祛瘀

腰圈处的带脉也是肾气环绕处。肾气虚弱时腰部就会出现瘀阻，久而久之脂肪就会堆积而形成"游泳圈"。带脉是调节女性内分泌的关键，而冬日不宜对其进行太强的刺激，在休息时间温暖带脉，就能促进新陈代谢。

做法	以肚脐为中心，双手沿着腰部，由前往后轻轻拍打，直到腰腹后方尾椎处。连续拍打5~10次后，拿热毛巾或热敷袋敷在尾椎处的八髎穴。每日睡前或休息时间做1次。
功效	冬日寒邪让气血凝滞，人体阳气不足，带脉处不可轻易刮痧，以免伤了肾气。轻拍提振阳气后再加以热敷，可促进血液循环。

丹参杜仲消脂茶

材料 丹参5克、杜仲15克、山楂3片、黑枣5颗。

做法 ❶ 先将材料洗净药尘，加入600毫升水，以大火煮沸后再转小火煮20分钟。

❷ 将材料滤出，当茶饮用。饭后30分钟饮用。

功效 杜仲可补肾固筋，丹参行血补血，山楂去油消脂。

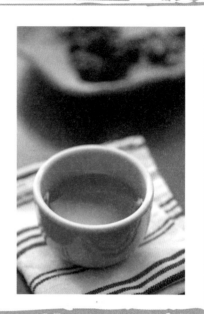

吃 补肾祛瘀，腰不酸痛身材好

肾气虚弱、气血瘀阻时间越长，人就越容易变胖。高温期是祛瘀排毒、生新消脂的好时机。若此时肾气不足、气血虚弱，就很难让体内新陈代谢变好。除了补肾之外，还要疏通气血，才能达到消脂的功效。

动 先拍后刮，有效祛瘀排水

冬天的气候很容易让人懒散。瘀性体质者经常久坐或精神紧张、睡眠不佳，容易造成下半身静脉回流不良，导致下半身肥胖、水肿。高温期为气血较为旺盛的时期，此时促进下半身的气血循环，效果比平常更好。

找穴 **风市穴**：属于胆经穴位，在大腿外侧，双腿各有一个。立正时手自然下垂并伸直，中指点到处即是穴位。

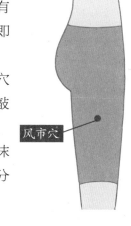

风市穴

做法 ❶ 由小腿外侧脚踝往上敲拍胆经，敲到风市穴处若觉得特别疼痛，即为瘀阻严重，可延长敲打时间，大约5分钟。

❷ 拍到腿部微微泛红即为气血通畅。此时可涂抹乳液润滑，再用刮痧板从小腿到膝盖处刮5分钟，再从膝盖到臀部大腿外侧刮5分钟。

❸ 若瘀青较严重，隔两天后再刮痧。

功效 轻轻拍打胆经，能振奋体内阳气，有助排毒；再通过刮痧疏通经络，排出毒素。

休 睡前5分钟小动作，疏通瘀滞强肾阳

　　高温期时，身体新陈代谢活跃，但瘀性体质者也容易精神亢奋、情绪烦躁。睡前5分钟的小动作可让睡眠更安稳，气血更通利。

做法 ❶ 身体自然躺平，髋关节放松，双腿似环状，两脚心相对贴紧。

❷ 保持以上姿势，双脚缓缓靠近会阴，越近越好。

❸ 双手轻松交叠放置于头顶百会穴上，闭上眼睛并放松身体，持续5分钟。

功效 每日睡前5分钟做这个小动作，可使气血由脚底灌注全身及头部，促进心肾相交，放松全身肌肉，创造良好的睡眠品质。

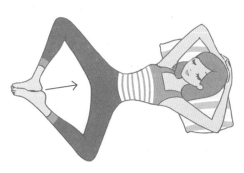

图书在版编目（CIP）数据

节气瘦身法 / 彭燕婷著. —青岛：青岛出版社，2018.2

ISBN 978-7-5552-6447-7

Ⅰ.①节… Ⅱ.①彭… Ⅲ.①减肥—基本知识 Ⅳ.①R161

中国版本图书馆CIP数据核字(2018)第312224号

书　　　名	节气瘦身法	
著　　　者	彭燕婷	
出版发行	青岛出版社	
社　　　址	青岛市海尔路182号（266061）	
本社网址	http://www.qdpub.com	
邮购电话	13335059110　（0532）85814750（兼传真）　68068026	
责任编辑	徐　瑛　E-mail：546984606@qq.com	
责任装帧	杨晓雯	
特约审校	晟　铭　李　军	
制　　　版	青岛乐喜力科技发展有限公司	
印　　　刷	青岛乐喜力科技发展有限公司	
出版日期	2018年6月第1版　　2018年6月第1次印刷	
开　　　本	16开（710mm×1000mm）	
印　　　张	10.5	
字　　　数	110千	
图　　　数	160	
印　　　数	1-6000	
书　　　号	ISBN 978-7-5552-6447-7	
定　　　价	39.90元	

编校印装质量、盗版监督服务电话　　　4006532017 0532-68068638